異文化ストレスと心身医療

監修：筒井　末春
東邦大学名誉教授

著者
牧野　真理子
国際協力機構(JICA)顧問医

株式会社　新興医学出版社

序　文

　ストレスが増加するなかで心身医学領域でとり扱うストレスの1つとして「異文化ストレス」も重視されてよい時代となってきている。
　これは日常の心療内科外来を受診するケースの中にも、異文化ストレスがわざわいしてストレス性の健康障害に至る場合が経験されることからもうなずける。
　牧野医師は心療内科で経験を積んだのち、国際協力事業団（JICA）で海外に派遣される青年海外協力隊員等の健康管理を心療内科の立場から一貫してフォローされていて、異文化ストレスを心身医学の立場から解説するに、うってつけの医師といって過言でない。
　実際に経験した多くの症例のなかから、心身症に焦点をあて、不適応に至った症例をとりあげ、そのフォローについてまとめてあり、貴重な資料は読者にインパクトを与えるものといって良い。
　本書で扱われている心身症症例は、円形脱毛症、摂食障害、胃潰瘍、過敏性腸症候群、気管支喘息、じんま疹、心因性嘔吐症で、注意すれば異文化ストレスによってこれら内科的、皮膚科的疾患がごくポピュラーにみられることを認識する必要があろう。
　異文化適応にはその法則性が知られているが、著者はその最優先事項としてコミュニケーション能力を重視し、適応の条件についても触れている。
　また不適応現象への対策として、その現状やとり組みに関する早期での適切な対応の重要性も指摘されていて、今後この方面での対策の手がかりを得るうえでも貴重な書物といえる。
　本書が心身医学にたずさわる医療従事者はもちろんのこと、広く異文化ストレスと健康障害に関心をもつ方々に役立つことを期待し、あわせて心身医学が臨床の場でより重視され、正しく認識されて発展することを願ってやまない。

2001年12月

筒　井　末　春

目　次

異文化ストレスと心身医療 ……………………………………………1

1. 文化とは何か ……………………………………………2
1) 定義 ……………………………………………2
2) 心理学的な文化の見方 ……………………………………………2
3) 文化の構成要素 ……………………………………………3

2. 異文化体験（異文化接触）とは何か ……………………………………………5
1) 異文化接触の契機 ……………………………………………5
2) 異文化接触の期間 ……………………………………………5

3. 異文化体験で何が問題となるのか ……………………………………………7
1) 文化的適応（cultural adjustment）……………………………………………7

4. 異文化不適応となりうる危険因子 ……………………………………………14
1) 人口統計学的条件 ……………………………………………15
2) 渡航時の条件 ……………………………………………16
3) 渡航後のストレス要因 ……………………………………………17
4) 適応曲線 ……………………………………………19
5) 異文化における再社会化 ……………………………………………19

5. 不適応現象の種類と実際 ……………………………………………20
1) 心身症 ……………………………………………20
2) 精神障害 ……………………………………………27
3) 中毒と嗜癖 ……………………………………………30
4) 犯罪 ……………………………………………31

6. いわゆる先進国と発展途上国では不適応現象の相違があるのか ……32
1) 先進国 ……………………………………………32
2) 発展途上国 ……………………………………………33
3) 相違 ……………………………………………33

7. 病態の概論 ………………………………………………………… 34
　　1）心身症 ………………………………………………………… 34
　　2）精神科関連疾患 ……………………………………………… 45
8. 異文化適応の法則性条件 ……………………………………… 49
　　1）稲村理論 ……………………………………………………… 49
　　2）筆者の考える異文化適応の最優先事項→コミュニケーション能力 ‥52
9. 異文化コミュニケーション …………………………………… 53
　　1）コミュニケーション ………………………………………… 53
　　2）コミュニケーションの過程と構成要素 …………………… 53
　　3）文化とコミュニケーション ………………………………… 54
　　4）異文化コミュニケーションの定義 ………………………… 55
　　5）異文化コミュニケーションの過程 ………………………… 55
　　6）異文化コミュニケーションに影響する要因 ……………… 56
10. 異文化コミュニケーション能力を高めるための基礎となる情報 ……64
　　1）日本人の異文化交流史 ……………………………………… 64
　　2）日本人のコミュニケーション特性 ………………………… 65
　　3）日本人の異文化間対人関係の課題 ………………………… 66
11. 適応の条件 ……………………………………………………… 66
　　1）自立した個人であること …………………………………… 66
　　2）コミュニケーション能力 …………………………………… 67
　　3）自分を知っていること ……………………………………… 68
　　4）たとえ失敗しても恥ずかしいと思いすぎないこと ……… 68
12. 再適応と逆カルチャーショック ……………………………… 68
13. 不適応現象への対策 …………………………………………… 70
　　1）異文化適応能力が備わっているかの選別 ………………… 70
　　2）情報の収集と訓練 …………………………………………… 71
　　3）任地での不適応への対応 …………………………………… 71

異文化ストレスその実際の癒し方 ……………………………… 75

異文化ストレスと心身医療

　法務省入国管理局は、平成16年の日本人出国者数は約1,683万人で、前年に比較して約353万人の大幅な増加となったと報告している。平成15年の渡航者数の減少は、イラク戦争やSARS（重症急性呼吸器症候群）の影響をうけて海外渡航を控えたためであると推測されている。外国人入国者（再入国を含む）は、平成16年に約676万人と初めて600万人を突破し過去最高となった。再入国を除いた新規入国者数を見ても、平成16年は約551万人で、前年に比較して約88万人増加している。平成15年には、海外在留邦人（長期滞在者と永住者）は、過去最高の約91万人となった。長期滞在者の渡航先は北米、アジアが多く、永住者は北米と中南米が多い。

　このように国際交流はすでに日常茶飯事であり、異文化との出会いは避けら

表1　外国人入国者数・日本人出国者数の推移

	外国人入国者数	対前年増減比(%)	日本人入国者数	対前年増減比(%)
平成3年	3,855,952	—	10,633,777	—
4年	3,926,347	1.8	11,790,699	10.9
5年	3,747,157	−4.6	11,933,620	1.2
6年	3,831,367	2.2	13,578,934	13.8
7年	3,732,450	−2.6	15,298,125	12.7
8年	4,244,529	13.7	16,694,769	9.1
9年	4,669,514	10.0	16,802,750	0.6
10年	4,556,845	−2.4	15,806,218	−5.9
11年	4,901,317	7.6	16,357,572	3.5
12年	5,272,095	7.6	17,818,590	8.9
13年	5,286,310	0.3	16,215,657	−9.0
14年	5,771,975	9.2	16,522,804	1.9
15年	5,727,240	−0.8	13,296,330	−19.5
16年	6,757,000	18.0	16,831,000	26.6

（注）平成16年は概数である。

（平成17年1月法務省入国管理局広報資料）

れない状況である。この中でさまざまな心身医学的問題が生じてきている。この問題に適切に対処し、異文化適応が円滑に促進されることは、個人のQOLの向上だけでなく、国際交流の観点からも重要である。これらのことを念頭におきながら異文化ストレスと心身医療に関して述べていきたい。

1. 文化とは何か

1）定義

　文化の定義を文献検索すると100から150くらいの数があり、これだけでも複雑で多岐に渡る概念であることがわかる。社会学のなかでよく用いられるのは黒木によると「知識、信念、芸術、道徳、法、慣習、その他およそ人間が社会の成員として獲得した能力や習慣を含む複合体全体」というタイラーの古典的定義を修正したものである。このなかには社会集団が生きていくために必要な人工の環境全体も当然含まれ、文化とは世代伝達される集団の生活の物質的および非物質的な所産のことである。さらに平易に述べると、文化とは、特定の場所で生活することによって生じた人々の心の中の共通の見方、感じ方であり、世代間伝達されるものである。

2）心理学的な文化の見方

　行動主義の基礎を作った心理学者のスキナー（Skinner,B.F）は、文化とは「行動を引き起こし、維持する社会的強化の随伴性である。」としている。佐藤方哉は、「それぞれの社会における随伴関係の集まりが文化であると考えることができる。文化の相違とは、随伴関係の相違である。」としている。

　認知主義的な観点からの文化論を述べているのは、トリアンディスを中心とするグループである。彼は文化を物質文化（Physical culture：道路、建物、道具のような物質）と、主観文化（subjective culture:人間によって作られた者に対する価値、態度、役割のような主観的反応）に分けた。主観文化は、「社会的環境に対するある文化集団特有の知覚の仕方」と換言できる（図1、2）。

　異文化間心理学の研究者である渡辺文夫は、「精神発達過程の特定の時期で、

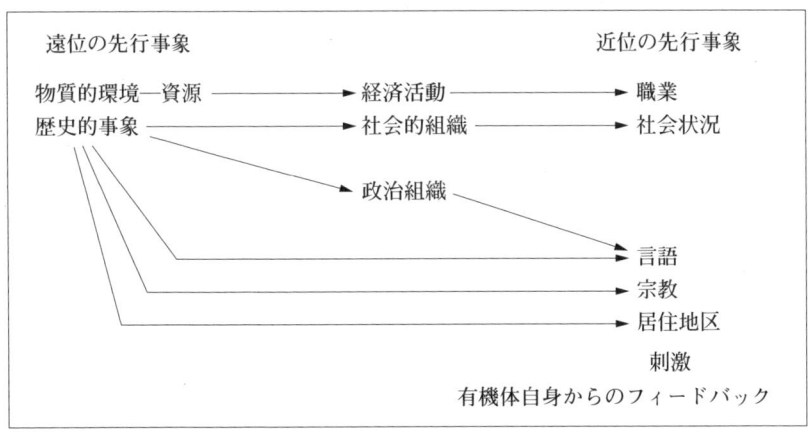

図1 主観文化の先行事象（Triandis et al., 1972）
（渡辺文夫：異文化接触の心理学．異文化間関係学の現在（星野 命編）金子書房、1992より）

環境との相互作用により、可塑的に形成され、その後の行動、知覚、認知、動機、情動、態度などを、基本的に方向つける中核的な反応で、ある特定の集団の成員に有意性を持って共通に見られるもの」を文化の特質とした。心理学者に共通するのは、個体と環境との相互関係で文化を捉えていることである。

3）文化の構成要素

　ハリスとモランによれば、文化を構成する要素は以下の10のカテゴリーである。第一に言語とコミュニケーションで、言語、非言語コミュニケーションへの意味づけはすべて文化により決定されるという。第二は、装飾品も含む衣服で、これもすべて文化の産物である。第三は、食物と食習慣である。第四は、時間意識である。時間を如何に使うかという時間意識も文化によって異なる要素である。約束時間、到着時間、季節感は文化固有の時間意識に影響される。

　第五は、善行、永年勤続、業績に対してどのような表彰の仕方をするかという褒賞制である。第六は、各文化の人間と組織の関係で、年齢、性別、地位、血縁関係、富、権力に影響されるものである。第七は、価値観と規範である。第八は、自己意識と空間意識である。具体的には、文化の構成員の独立性を尊

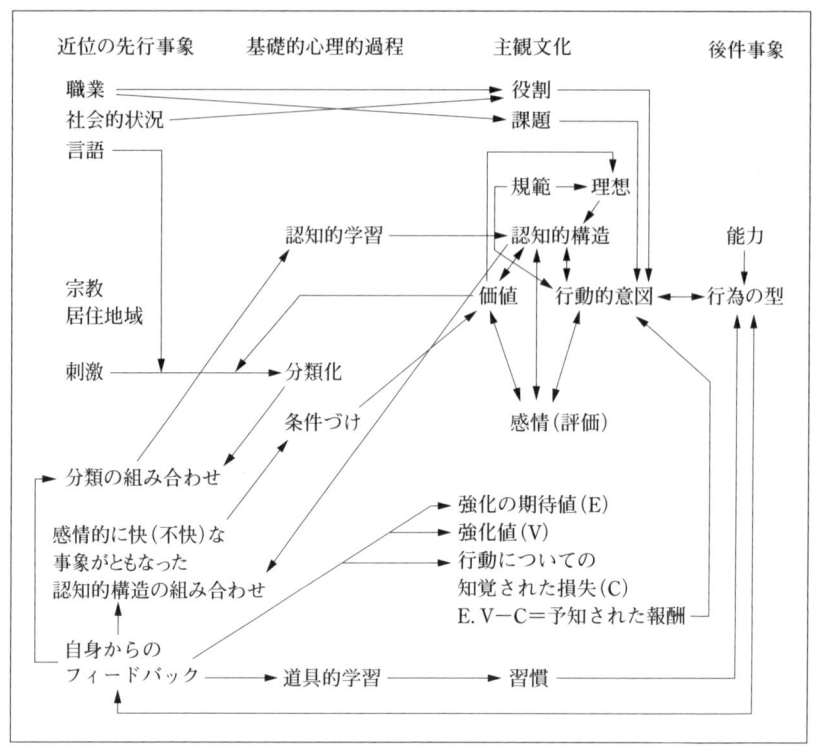

図2 主観文化の先行事象と後件事象（Triandis et al., 1972）
（渡辺文夫：異文化接触の心理学．異文化間関係学の現在（星野 命編）金子書房、1992より）

重する文化か、相互依存に重きを置く文化かによって、構成員の自己意識に違いが生じ、対人関係でどの程度の距離をとるかも文化によって決定される。第九は、文化によって異なる思考過程、学習過程である。角田らの研究で、人間の右脳、左脳の機能が文化によって異なることが実証されている。抽象思考か具体思考かも文化によって影響されるといわれている。第十は、信念、態度である。各文化の宗教感が、生死、死後の生に対する態度を形成するといわれている。これらの要素は、すべてに相互関連性があり、ある一つの構成要素が変化すると他の9つの要素もすべて影響され変化する可能性がある。

2. 異文化体験（異文化接触）とは何か

　異文化体験、異文化接触（culture contact/cultural contact,intercultural contact）とは、ある程度の文化化（enculturation）を経た人が、他の文化集団やその成員ともつ相互作用である。斎藤耕二は、「文化的背景を異にする人々の間でなされる相互作用（face-to-face interaction）を異文化接触とした。ここで文化化とは、文化人類学者スコヴィッチが提示した概念であるが、「人間が、人生の初期とその後において、自らの文化の中で能力を獲得するような、人間を他の生物と区別する学習経験の側面」のことである。

　異文化接触の過程で、相手の文化を取り入れることを、文化的同化（cultural assimilation）、異文化接触によって自文化が変化することを、文化変容（acculturation）という。

1）異文化接触の契機

　異文化との接触に移動が伴うか、もしくは異文化接触を個人の意思で選択できるかどうかにより、金沢は四種類に分類した（図3）。図3の1と2は個人が移動することによって出会う異文化接触であり、3と4は自国で出あう異文化接触である。1と3は、個人にとって選択の余地のない政治的な意味あいの強いものである。

2）異文化接触の期間

　異文化との接触が短期か長期かによっても、その後の変容は異なってくる。海外渡航者は、観光や訪問を目的とする旅行者群、留学や就労を目的とし、本国への帰国を予定している短期滞在者群、渡航国でしばらくもしくは永久に定住する長期滞在者群（定住者群）の3種類に分けられるが、これらの群の異文化接触の動機や志向性は異なるため、メンタルヘルス上の問題の起こり方にも相違が生じる。次に秋山や五味によるこれらの群別の特徴を記す。

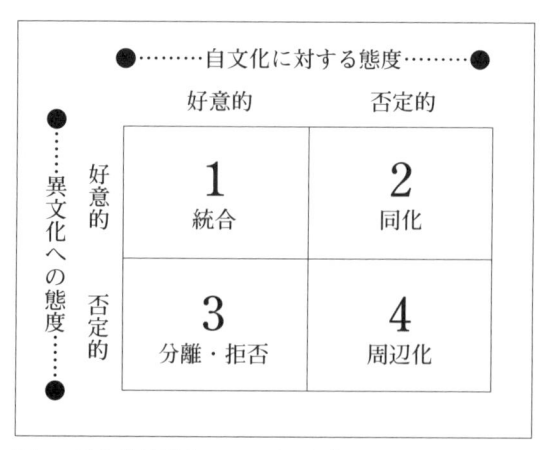

	自文化に対する態度	
	好意的	否定的
異文化への態度 好意的	1 統合	2 同化
否定的	3 分離・拒否	4 周辺化

図3　異文化接触と四つのタイプ
（金沢吉展：異文化とつきあうための心理学．
誠信書房、1992より）

①旅行者群

　異文化渡航に強い動機づけはないが、旅行を契機に精神病状態が出現することがあり旅行者精神病とよばれる。症状は特異的なものはない。身体的疲労や時差による影響と言語的障壁がストレス要因となっている。

②短期滞在者群（一時滞在者群）

　本国への帰国が前提の渡航であり、本国文化への同一性は保持されている。留学や一時的就労など自己同一性に影響を及ぼす要因も大きい。また、渡航の動機がモラトリアム思考の延長であったり、本国での挫折体験や本国からの逃避思考であることもまれでないため、メンタルヘルス上の問題が生じる素因や要因は十分にある。

　短期滞在者群を所属する組織によって分類すると、次のようになる。
ⅰ．**本国思考型**：大使館、政府関係者や企業の社員。自発的な渡航といえないことが多いが、異文化接触の度合いは低く、本国の文化をそのまま維持して生活できることが可能であり、経済的、身分的に安定した保障がある。
ⅱ．**自発渡航型**：組織に所属しない渡航であり、自発的に選択した渡航である。

滞在中の経済的保障や身分の保障はない。
ⅲ. 滞在国思考型：雇用されている現地の組織の援助が受けられるが、言語をはじめとする滞在国への文化の同一性を最も求められる群である。メンタルヘルス上の問題が生じやすい群である。

③長期滞在者（定住者群）
ⅰ. 一般移民群：滞在国への文化的同化や生活水準の向上を目指していることが多い群。
ⅱ. 難民群：渡航が政治的要因や、経済的困窮など外部の状況により強制された渡航であり、最もストレスフルな群である。外傷体験に起因する解離性障害や不安性障害が生じやすい。

3. 異文化体験で何が問題となるのか

1）文化的適応（cultural adjustment）

①カルチャーショック
　簡単に述べれば、カルチャーショックとは、異文化と衝突したときに受ける衝撃であるが、その研究の一部は次のようになる。
　最初にカルチャーショックという概念を提起したといわれる文化人類学者のオバーグによれば、カルチャーショックとは、「社会的なかかわりあいに関するすべての慣れ親しんだサイン（記号）やシンボル（象徴）を失うことによる不安によって突然うまれるもの」である。
　心理学者のファーナムとボクナーによると「カルチャーショックとは、明確な心理的・物理的な報酬（rewards）が、全般的に不確実でコントロールや予測がしにくい状況におけるストレス反応である。」と提示している。
　ベリーは、カルチャーショックを、文化変容過程で経験するストレス（文化変容ストレス）として捉えている。

さらに、カルチャーショックを人間の成長という観点でみようとするアドラーや、樋口、井上、渡辺らのカルチャーショックの実態が、身体的衝撃、知覚的衝撃、認知的衝撃、実存的衝撃、感情的衝撃とする研究もある。

②カルチャーショックの兆候
　ガスリーはカルチャーショックの変わりに文化疲労（culture fatigue）という言葉を使用し、次のような兆候をあげた。
　ⅰ．増大する焦燥感
　ⅱ．易怒感
　ⅲ．憂鬱
　ⅳ．食欲不振
　ⅴ．睡眠不足および不眠症
　ⅵ．不明確な身体症状

　江淵によると、アメリカに渡航後1カ月の日本人教員のカルチャーショック症状として次の項目をあげている。
　ⅰ．空腹であるのに食べられない。
　ⅱ．日頃丈夫なのに予期しない歯痛がおこった。心臓がおかしくなった。
　ⅲ．夜よく眠れない。
　ⅳ．温厚であった人が怒りっぽくなった。
　ⅴ．奇異な行動。
　ⅵ．酒量の増加。
　ⅶ．しきりに日本食をほしがる。
　ⅷ．「アメリカはだめだ」など相手国の悪口をいう。
　ⅸ．個人行動より集団行動をとりたがり、必要以上に日本での社会的地位を誇示したがる。

　筆者の臨床経験からのカルチャーショックの症状をまとめてみると次のようになる。
　ⅰ．**身体面**：初期のうちはどうにか日常の仕事はこなしていけているが、なんとなく調子が悪いと訴える。症状は微熱、腰痛、全身倦怠感、熟睡感の欠如、無理にならば食べられるもしくは空腹でもないのに食べてしまうなど

の食欲異常など、重篤でないがいつもと異なる体調状態である。時間の経過とともに身体症状は悪化し摂食障害や胃潰瘍などの心身症に発展するケースもある。女性は、月経周期の異常や生理痛の悪化が見られることが多い。

ii. **情緒面**：初期のうちは、人と話すことがおっくうであったり、理由もないのにイライラしたり不安になったり落ち込んだりするが、日常生活には支障がない。時間の経過とともにうつ状態からうつ病に進むケースも少なくない。

　例数は多くないが、突然幻聴が聞こえたり、幻視を体験したりすることもある。

iii. **行動面**：国によっては水よりアルコールのほうが安く入手できるところもあり、酒量が増加しアルコール依存症となったり、薬物中毒になることもある。

　リストカットやいきなり他人に危害を加えたりするなどの自傷他害の恐れが強くなるケースもある。いわゆるひきこもり状態もある。

　カルチャーショックというと異文化接触による感情面の衝撃をさすことが多いが、これに伴う身体症状や行動の変化までを包括した概念をカルチャーショックとして理解していくことが、心身医学的には必要であると考えている。

③短期適応と長期適応

　精神医学者の秋山によればカルチャーショックは比較的短期の適応の問題であり、より個人的に複雑な症状を呈してくるのは長期適応であるとし、滞在期間の長さによって表2のように大きく異なることを発見した。ブリズリンは、異文化適応の問題を短期と長期に区別しそれぞれ異なるモデルで説明できるとした。これらから異文化適応の問題に対処するためには、短期と長期のモデルに分類し考えていくことが必要である。

1. **短期適応**：ブリズリンによると短期適応にかかわる要因は18である。各項目について簡単に紹介する。

表2　対象群による知見

対象群	異文化渡航の志向性	特異的な病像，病態
旅行者群	明確ではない	旅行精神病（各種の病像）
一時滞在者群		
（本国志向型）	本国での業績発展の一過性 モラトリアム	特異なものはない
（自発渡航型）	心理的葛藤の解決 モラトリアム	
（滞在国志向型）	心理的葛藤の解決 滞在国への同化の試み	
定住者群		
（難民群）	外部状況による強制	解離性障害，不安性障害
（一般移民群）	滞在国への同化の志向 生活水準の向上	特異的なものはない

（秋山剛・五味渕隆志：異文化間精神医学の展望、臨床病理16（3）：305-319、1995より一部改変）

A. 文化の構造

(1) 仕事：業務とつきあいの関係、上司と部下の間の権力の差、仕事のストレス、個人の裁量権、性差などについて文化の間で違いが見られる。

(2) 時間と空間：各文化には大まかな単位時間があり、約束に遅刻する場合、1単位時間以下の遅れであればほとんど言い訳をせず、2時間単位くらいの遅れでは簡単な言い訳が必要で、3時間単位以上の遅れの場合は事情を説明し、謝罪することが必要になる。この単位時間は、西欧や日本においては一般に5分くらいであるが、アラブ圏では30分のところもあり、異文化間の誤解が生じる。空間に関しても各文化により最適とされる対人間の距離があり、ラテン系では近く、アングロサクソン系では遠い。

(3) 学習方法：各文化によってテキストを用いた学習方法を多用するか、実習のような体験学習を重んじるかによる相違がある。

(4) 役割：子供や老人の役割、男女の役割、生活がどのくらい家族中心かなど文化により違う。

(5) 集団と個人：個人より集団に重きをおくことはアジア諸国などに多く見ら

れる。
(6) 儀式と迷信：どんな文化にも儀式、迷信はあり、ある文化圏の人々にとって大切な儀式が他の文化圏からみると迷信であったりする。
(7) ヒエラルキー：階級、地位といった区別はどの文化にもあるが、何がそれを決めるかが異なる。また、ある職種たとえば教師に対して払われる敬意に文化による差がある。召使という階級が存在する文化圏もある。単にいわゆる先進国、経済的に上位の国からきたというだけで尊敬されることもあり、この逆もある。
(8) 価値観：個々の価値は共通していても、異なる文化の間ではどの価値がどういう場合に重んじられるかという価値体系がことなる。(たとえば、強調性と自己主張能力のどちらを重んじるかは文化間で異なる。)

B. 個人の文化意識

(1) 帰属意識：家族、友人、学校、会社などとの社会的な活動の共有、愛着、連帯感、自己評価へのサポート、指導などからなる帰属意識が異文化圏での生活では失われる。
(2) 偏見と自文化中心主義：偏見には複雑な情報を整理する、自己像を保護するという機能がある。自文化が世界の基準であるという意識は世界中に見られる。

C. 直接の異文化体験

(1) 不安：異文化適応に不安はつきものである。過度の異文化体験からくる燃え尽きから、不安の裏返しとしての社会的に逸脱行動となることもある。
(2) 感情経験と期待外れ：感情経験が身体化されて身体症状が出現することがある。また、期待外れから欲求不満となる。
(3) あいまいさ：異文化では情報不足となるが、それにもかかわらず、重要な決定をしなくてはならない。あいまいさへの耐性は、異文化適応においての大切な要素である。
(4) 語学への感情反応：異文化適応には語学習得は重要である。しかし、言葉が不十分であると身振りなどに頼ることになるが、間違いが避けられない。自己評価が傷つきやすくなる。
(5) 集団への所属：渡航者は自分が所属していた集団を離れるため、現地の集

団に属したいと思うが、現地の人はすでに所属集団を確立しており、渡航者を受け入れるのに時間がかかる。

D. 推論－解決過程

(1) カテゴリー化：カテゴリー化の行い方がいきすぎるとステレオタイプなどの見かたが生まれる。

(2) 細分化：あるまとまった概念が、各状況によってどう区別されて用いられるか、ある概念にさらにどういう下位概念があるかを理解することが細分化である。たとえば、A国人がB国人の態度をみて無礼であると決めつけてみることがあるが、B国人も仲間に対しては礼儀正しいことをみのがしている。

(3) 推測・理由づけ：相手がなぜある行動をとるかの理由を推測するが、異文化状況では理由づけを考える際に短絡的に結論を下してしまうことが誤解の原因となる。

　渡辺はさらにこの18の要因の相互関係を分析した（図4）。

　渡辺による分析は次のとおりである。図4のAは、渡航者が異文化において違和感を覚える分化の各領域を示している。Bは、各個人の自分化に対する意識を示している。Cは、渡航後の直接の異文化体験を表し、Dは人間の認知機能を表す項目である。渡航者は、元来ある構造をもった分化（A自文化）の中である文化意識（B）を持ち、Dの推論・解決機能（D自文化）を用いながら生活している。しかし、渡航前はこれらを意識することはほとんどない。異文化への渡航に伴い、文化の構造はA・自文化⇒A・異文化と変化し、Cの（不快さを伴う）直接の異文化体験を引き起こす。Dの機能はもともと自文化の中で形成されているので、そのまま異文化経験の理解のために用いるとそれ自身が不適応の原因となってしまう。異文化適応のためには、このDの機能が異文化の環境に合わせて再調整される必要がある。（D・自文化⇒D・異文化）これが、短期適応における異分化適応の問題であるという。つまり短期適応では、認知機能の変化が課題である。

2. 長期適応：長期適応の問題は、渡航後数年経てから出現する。秋山によれば長期適応では、文化的同一性の変化やその拡張、統合が生じるため、個

人の内的葛藤の洞察が課題であると述べている。黒木らはアトキンソンらによるマイノリティアイデンティティ発達モデルにそって長期適応の理解を促しているが、これは次のようなモデルである。段階1から段階5まで

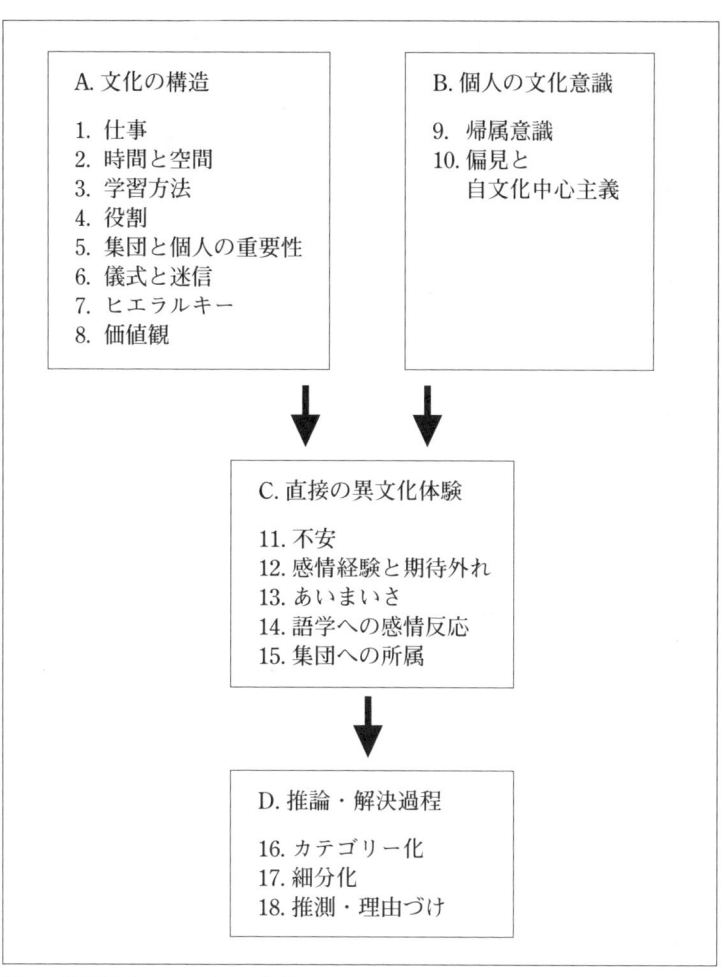

図4　短期適応にかかわる項目
　　　（秋山剛：異文化間メンタルヘルスの現在．こころの科学77：14-22, 1998より）

にモデルを区分した。段階1は同調（Comformity）、いわゆるかぶれの時期である。異文化接近の時期である。この段階は自分の文化に対して否定的に、主流文化にたいしては好意的態度をもつ。主流文化があこがれや同一の対象となり、行動の指針となる時期である。

段階2は、不協和（Dissonance）で、葛藤が始まる時期である。この段階は葛藤と混乱である。同調段階で受け入れてきて価値観や考えに疑問を持ち始める時期である。

段階3は抵抗と没入（Resistance & Immersion）の時期で自文化接近の時期である。主流文化への憎しみと不信が強くなり、主流文化を拒否する。自分の文化、歴史、伝統に触れようとする。この段階では個人の行動の指針を自文化に求める。

段階4は内省（Introspection）の時期で再び葛藤が課題となる。所属するマイノリティ集団に対する責任と忠誠心を感じる一方で、自分の主体性をどうとっていくかということで葛藤する。奪われたグループのアイデンティティと自文化中心主義、主流文化の完全否定を問い始める時期である。

段階5は協調的統合と気づき（Synergetic Articulation & Awareness）で自文化と異文化の統合の時期である。この段階では、文化的アイデンティティをしっかりもち、柔軟性と自制心を広げる。段階4で抱えていた葛藤や不満は解決され、柔軟性とコントロールに幅ができる。他のマイノリティや主流文化を客観的に見ることができるようになり、これまでの経験に基づいて文化的価値を取捨選択する。あらゆる形の抑圧をとり除きたいという気持が、行動の重要な動機となる。この段階は多文化意識であり、自文化を再発見できる時期である。

4. 異文化不適応となりうる危険因子

サロモン、マルツベルグ、ワインベルグなどの研究から海外渡航者に精神障害が多いという仮説は3種類に分けられることがわかる。第一は社会選択説

（漂流仮説）である。これはすでに母国で精神障害のために不適応をおこしたために移住したとする説である。第二は、社会起因説（孵化仮説）である。これは受け入れ先の社会文化状況に原因があって精神障害が発生したとする説である。第三は三者相互作用説であり、出身国側の要因、渡航先の国の要因、個体側の要因の相互作用によって精神障害が発症するという説である。

　マーフィー（Murphy,H.B.M.）は、"移住者は精神障害を被りやすい"という説を十分に妥当性のないものであるとし、どのような条件のもとで精神障害が生じやすいかという観点から考えるべきだとした。これが、現在の渡航者とメンタルヘルスの関係を考える主流である。カナダでは、「カナダ移住者と難民の精神保健に関する特別調査委員会」の報告書がある。これは海外渡航者のメンタルヘルスの問題、特に危険因子を考えるのに大変参考になる。これによると、渡航者のメンタルヘルスに影響を与える大きな要因として、人口統計学的条件、渡航時の条件、渡航後の条件をあげている。カナダの報告を参考にしながら異文化ストレスの危険因子に関して考えていきたい。

1）人口統計学的条件

①年齢

　思春期と老年期が渡航によって大きな影響を受けやすい。思春期は自己同一性を確立すべき時期であるが、渡航によって同一性が拡散してしまう危険がある。老年期は、これまで慣れ親しんできた環境から新しい文化環境に入るためさまざまな「喪失体験」を経験する。自尊心が低化し孤独感が増してしまいうつ状態になりやすい。

②性別

　性別自体はあまり問題とはならない。他の要素との複合によって危険な要素が増すとしている。

③民族的背景・言語

　出身地と渡航先の文化的な差が個人的なレベルで精神的に影響を与える。

言葉ができれば、適応はよいと一般的にはいわれている。しかし言葉ができる人でもメンタルヘルスの問題を抱えることはあるので短絡的には結論はだせない。

④教育

どちらかというと教育のレベルの高い人の方が、適応が困難であるといえるようである。これは、高学歴者の方が自尊心の問題などに敏感に反応するからであろうといわれている。

2）渡航時の条件

これは、さらに渡航前の家族関係も含む個人的要因、渡航前の外的要因や渡航者の選択性に分けられる。

①渡航前の個人的要因

素因、精神科や心療内科既往歴、文化的同一性、一般的適応能力などがあげられる。素因に関しては、これまでの報告では分裂気質者、マニー型が海外渡航を選択しやすいとされている。秋山らは、西欧人で不安性障害の素因のあるものが日本への渡航を選択していると報告している。しかし、現在では誰でも簡単に渡航できるためあまり重要な要因ではない可能性もある。筆者の経験によると精神科や心療内科疾患の既往があったり、現在治療中であるグループは、渡航後より早期にメンタルヘルスの問題に遭遇することを確認している。文化的同一性に関しては、両親との関係が疎遠であったり葛藤の強いケース、仲間集団の帰属関係を経験しなかったものでは、本国文化への同一性が確立されにくいが、しかし異文化適応が円滑かというと意外に不適応となるケースが多いことも経験してきた。次に変化への志向性であるが、本国文化への同一性が確立していて、さらに広い経験と知識を求める積極的な志向のグループは早期に適応の問題を解決できるグループである。すなわち、本国でもそれなりに社会適応ができていれば異文化不適応となりにくいといえよう。

参考までに筆者の経験から、不適応におちいりやすいその他の個人的要因を述べてみる。年齢のところで、思春期に異文化不適応が起こりやすいと記した

が、中でも社会人やアルバイトの経験がないグループや、一人で生活した経験のないグループ、極端な偏食のグループは適応が困難である。

②渡航前の外的要因
　渡航を強制される状況であるのか、積極的に渡航するのかに分けられる。渡航を強制される典型例は政治的迫害である。また、世帯主とともに渡航する妻や子供も必ずしも自発的に渡航するとは限らない。秋山らは、このような渡航を受動的渡航とよんでいる。強制渡航や受動的渡航ではメンタルヘルスの問題が生じやすい。

③渡航者の選択性
　渡航が困難な国であれば、渡航への志向性が強く適応能力の高い人が選択され渡航し、現在の日本や西欧諸国のように渡航が容易であれば、むしろ本国で不適応であった人が渡航する可能性が高くなり、この場合はメンタルヘルスの問題が生じやすくなる。

3）渡航後のストレス要因

①身体的要因
　疲労や時差がある。旅行精神病はこれらの要因と密接に関わっている。一時滞在や一般移民群でもこれらが引き金になって心身症や精神病が発症することがある。

②文化構造の相違
　短期適応の部分で触れてきたが、認知の枠組みを変化させることができ異文化を受け入れられるようになれば解決できうる問題となる。適応するまでは軽度の自律神経症状や不安、抑うつなどさまざまな心身の症状が出現する。
　通常数カ月くらいで症状は軽快する。

③言語

渡航後、最初のストレス要因となる大きな問題が言語である。言語によっては全く読めなかったり、英語が通じない国々も予想以上に多いため、途方にくれることもまれではない。言語の問題だけで初期のうちは孤立感が増大する。また、ある程度会話ができるようになっても、心から気持ちが通じ合っていると感じることはまれである。このため言語の問題は渡航後の時間経過に関わらず常にストレス要因のなかに入ってくる。

④文化的同一性

本国文化の喪失体験、異文化と同一化することの挫折体験などがあげられる。本国文化の喪失感から抑うつ状態を体験することが多いのは強制渡航群である。積極的な動機を持って渡航した人々は、渡航初期の抑うつ状態はまれである。

一般的な適応能力の高いグループは、メンタルヘルスの問題が生じにくい。

渡航国で、新しい文化的同一性を取り入れ、これまでの自文化と統合し、調和させることは、さまざまな葛藤とむきあう必要があり、この過程で心身のストレス症状が出現する。

⑤ライフサイクルの課題

異文化を受容できず、メンタルヘルス上の問題が顕著になってくるとライフサイクルの課題が達成できず、その後の生き方に大きく影響を及ぼすこともある。

⑥社会的地位と経済状況

社会的地位が低く、経済状況が悪ければ、メンタルヘルスが崩れる要因となる。スターらの報告によれば、経済的な充足感は、有意にメンタルヘルスに影響するという。この際、絶対的雇用よりも相対的雇用の方が重要である。たとえば、母国でホワイトカラーであったのに渡航国でブルーカラーの職種になったことの落差が有意に働くという。経済力と地位の低下は、自尊心を傷つけられうつ病などの精神障害を引き起こすきっかけとなりうる。

⑦民族コミュニティの有無

　同じ文化のコミュニティを持ち、時々接触できることは適応をよくする条件の一つである。カナダの調査では、文化的に孤立している移住者や難民の方が精神分裂病で初回入院する確立は高いとのことである。

⑧受け入れ国の友好性

　政治的な主義が相反する国にも仕事上渡航することもまれではないが、この受け入れ国の友好性が不十分であると、孤立感が増し、時には被害妄想となることもある。

4）適応曲線

　リスガードによって、文化的適応過程は、「初期の適応」、「危機」、「適応の再獲得」というようなU字カーブを描くというモデルを提示した。

　フリードマンは、Wカーブ説モデルにより、カルチャーショックから帰国ショックまでの移り変わりを満足度、快適さ、効率性で説明している（図5）。異文化に入ってから期待はずれのことが生じると、満足度もカーブは大きく落ち込む。次第に異文化の生活に慣れるにしたがってカーブは上昇する。帰国時の下降は異文化での下降よりも浅く、上昇は帰国時のほうが高くなっている。これには帰国時のサポート体制などとも関連するためである。すべてがこのような曲線を描くとは限らないが、適応を理解するには有用なモデルである。

5）異文化における再社会化

　他の文化圏に長期滞在した場合や文化的にマイノリティの集団で育った場合、自分が育ってきた社会への社会化と、もう一つの異なる文化圏での社会化を経験するが、これを二重社会化（dual socialization）、あるいは再社会化（resocialization）という。渡辺は、異文化接触によるさまざまな再社会化に影響を及ぼすものとして、「生物的なもの」「個別状況的なもの」「社会的なもの」の3つに分類した。「生物的なもの」とは、年齢、自分と異文化の人達との皮膚の色や顔かたちなどの身体的外観、性差を示し、「個別状況的なもの」とは、相手文化からの量と質、問題解決のスキルの一致や不一致などで、「社会的な

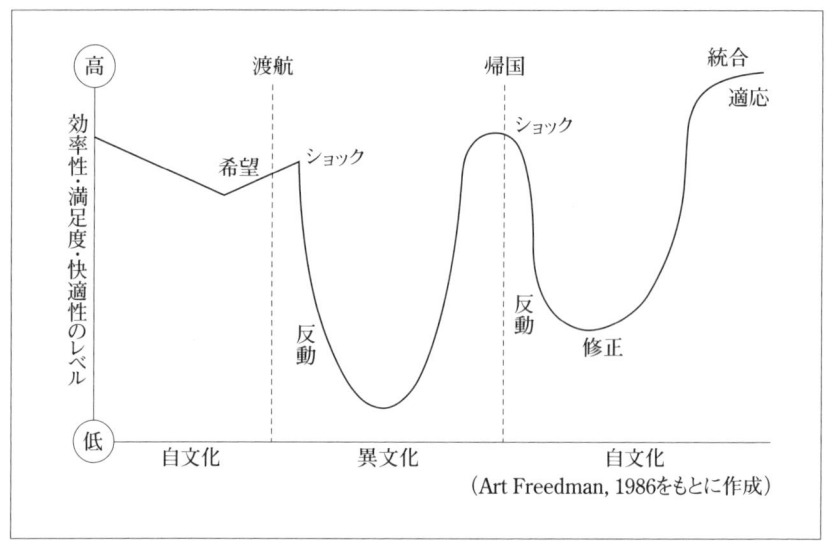

図5　Wカーブ説モデル
　　（黒木雅子：異文化論への招待より．朱鷺書房、1996）

もの」とは、多言語使用能力、価値や規範などの相補性などのことをいう。
　このような観点から渡辺は、異文化接触における体験は、一括してとらえることより、より個別的に捉える必要があると述べている。

5. 不適応現象の種類と実際

　これから筆者が相談を受けた事例の一部を紹介し、それぞれ簡単なコメントも述べてみることにする。

1）心身症
事例1：8歳，女子，円形脱毛症
　母と一緒に父の転勤に伴い東南アジアの都市に赴任した。せっかく小学校に

入学し友人ができたところであったが、父の赴任が長期に渡ると予測されていたため内心は気が進まなかったがついてきた。学校はアメリカンスクールに入った。これまで全く英語を勉強したことがなかったので、学校にいくことがとてもつらかった。さらに当時は日本人が一人もいなかったので、どのようにコミュニケーションしてよいかわからず、孤立していた。渡航後1カ月した頃から髪が目立ってぬけるようになった。3カ月後には頭髪の半分くらいが抜け落ちてしまった。重篤な疾患かもしれないと両親が心配してとりあえず母と一時帰国した。

帰国後2週間くらいで髪が生え始めてきた。父にしばらく単身赴任をしてもらうことにし、学校も日本の小学校に再入学した。約8カ月後脱毛はすべて治癒した。

小児は大人より適応が早いといわれることも多いが、実際は小児の心身症も多い。小児はまだ心身の状態をうまく言語化できないため、身体症状が出現しやすい。この事例は父の赴任先が日本と近い東南アジアであった。そのため父が単身赴任といっても飛行機で数時間の距離であり、時々会ったり、学校の休みのときに出かけることができる環境であったため、心身症が重篤にならなかったと考えられた。両親が子供の心身の変化に早期に対応したことも功を奏した。

事例2：摂食障害, 17歳, 女子高校生

交換留学生として、アメリカの高校でホームステイしながら勉強することになった。留学は自分から希望していたので、アメリカでの生活は全く不安がなかった。渡航後約3カ月後から、夕食後自室でお菓子を食べるようになった。空腹ではないのになんとなく食べている自分に気づくようになった。そのうち、どんなにたべても満腹感がでないため吐くまで食べ続けるようになった。睡眠不足となるため学校に行くことが苦痛であった。ホストファミリーに知られるのは恥ずかしかったため、わからないように過食していたが、ばれてしまい死にたくなってしまった。10日間のクリスマス休暇時に、日本に一時帰国し母とともに専門医を受診することとなった。

初診時の印象では、非常に自尊心が強く誰にも弱みをみせたくないと虚勢をはっているように見えた。しかし、10日間の間になんとかしなくてはならな

いこともあり、徐々に内面を話すようになった。彼女は日本ではいわゆる学力は高かったが、アメリカの同年代と比較すると遊びの部分に欠けているような気がして劣等感をもってしまっていた。その結果、あまり好きではない異性とデートしてみたり、ドライブにいったりしたが、どうしても本当の自分ではないような気がしておちこむようになった。日本の家族も自分に期待をもっていることがわかっているので、Eメールでも相談できなかった。

　摂食障害の原因は、多岐にわたり短絡的に考えることはできないが、この事例では、自尊心や自己評価の低下を代償するような形で過食症状が出現していると考えられた。そのため、無理にアメリカ的に行動する必要性はないこと、今のままで無理せず生活することが大切である点を母もまじえて話し合った。

　日本人の一個人としての個性を大切にしながらアメリカの高校で学んでいくことが、将来目指している国際人として必要な部分なのではないかなども話し合った。さらに、家族にも無理せず何でも相談してよいことを確認した。10日後アメリカに再度もどっていった。その後は、時々過食傾向にはなるものの食べるのがとまらないような感覚にはならず、残された期間を無事にすごせたという。

事例3：胃潰瘍，30歳，会社員

　会社の命令で東アフリカの国へ赴任することになった。もともと海外志向で、若いうちには先進国だけでなく積極的にいわゆる発展途上国に行って視野をひろげたいと思っていたので転勤自体は歓迎であった。ただし、これまでにあまり海外の経験はなかった。赴任してみると予想以上に暑かった。熱帯特有のスコール、大気汚染がひどいレベルなのには本当にびっくりした。それでも会社は大きなビルのなかにあり、仕事は日本語でOKで快適と思っていた。しかし、一歩ビルからでると、汚染された空気と暑さ、時々物乞いがしつこくつきまとうため、いつも不快であった。食事は外食で常に日本食を食べていた。

　あるとき会社のナショナルスタッフの誕生日に招待された。赴任国の料理ばかりであったが、我慢して食べた。帰宅後すぐに吐き気と嘔吐となった。腹痛と下痢もともなうようになったため翌日医師を受診した。なお他の日本人は全く問題がなかった。点滴と薬を処方され一時軽快したが、以後食欲もなくなり、胃痛も頻回であったため、休暇をとって日本に帰国し医師を受診した。軽度の

胃潰瘍と診断された。

　海外志向ではあったが、実際の海外経験が乏しかったため、気候をはじめとする環境が自分の予想とかなり異なり、「こんなはずじゃなかった。」と期待が失望に変化していったケースである。日本食ばかり食べていたことも、任国を受け入れる態度としてはやや問題があったように考えられた。帰国後、胃の痛みも軽快し食欲も回復した。再赴任にはかなりの不安があったが、誰でも環境に適応するためには、それなりの心身の不調が出てあたりまえであることを受容し赴任した。赴任後は、現地食にもトライし、休日は、日本人会の催事などにも積極的に参加し、他の日本人がどのような工夫をしてきたかなどを聞くようにした。時折、胃の痛みはあるが、日常に支障がでるほどではなくなった。

事例5：過換気症候群，日本語教師，25歳，女性

　東欧の大学に日本語教師として2年間赴任することになった。初代のため詳しい資料もなく不安であった。しかし、日本語の教師なので、授業も日本語中心でできるため、何とかなるだろうとも考えていた。赴任してみたら、学生のレベルは予想以上に高く、日本語の日常会話は支障なくこなせるほどであった。日本の文学にも造詣が深く、「あいうえお」から教えようと思っていたこととはかけ離れた状況であった。とにかく学生の要望にこたえなくてはいけないと思い、毎日授業の準備のためほとんど夜おそくまで、勉強していた。ある日の授業中、突然息が吸えないような感じが出現した。深呼吸を意識しておこなったが、どんどん呼吸が苦しくなって手もしびれてきた。自分では狭心症か心筋梗塞かと思って死ぬかもしれないという恐怖でどうしてよいかわからなかった。学生達が車を手配してくれ、近くの病院に連れて行ってくれた。心電図やレントゲン検査では、異常なしであった。精神安定剤を処方され服用したところ1時間くらいで回復した。自分では、どうしてこんなことになったのか全くわからなかった。医師は、病気の説明をしてくれていたようであるが、言葉がよくわからなかったため、理解できなかった。また起こるかもしれないと不安になり、国際電話で相談となった。

　経過から身体的・心理的負荷がかかったときに起こり得る過換気症候群であることを説明した。生命にかかわるような病気ではないので、今後の自己管理に注意すれば予防することも可能であると説明した。心理的には、自分の能力

に対する不安が強いため、可能であれば、能力にみあったところに配置転換してもらえるかどうかを大学のマネージャーと相談してみることを提案した。睡眠時間を確保して身体疲労をためないようにすることもアドバイスした。相談者は、生命にかかわる重篤な病気でないことを聞き大変安心した様子であった。ただし、環境調整ができないと再発する可能性が高いことも認識していたため、すぐに大学のマネージャーと相談することにした。

その結果、日本語の初級クラスの教師として配置転換可能となった。今後は、自分の能力を客観的に評価しながら、無理せず仕事をしていくよう心がけることにした。

事例6：過敏性腸症候群，35歳，男性

イスラム圏の某電気メーカー日本支店に赴任することになった。これまでも出張で数回訪れていたので特別心配はなかった。ところが、出張時には一定の時間がくるとお祈りしたりする習慣を異文化として興味をもって見られていたのに、毎日任国の部下が仕事中にいきなりお祈りをするので、イライラすることが多くなってきた。赴任して2カ月経過した頃、朝会社に出勤しようとすると、腹痛をともなった下痢が出現するようになった。トイレにいって排便しても、またすぐにトイレにいきたくなってしまい遅刻しそうになることが多くなってきた。休日は、ほとんど症状がなくて快適であった。自分でもストレス症状かもしれないと考えていたので、日本出張時に医師を受診した。

一通りの胃腸の検査をしたが、特に異常はなく過敏性腸症候群の可能性が高いと診断された。

任国にもどると腹痛と下痢がでることは十分予測できたため、今後どのようにしていったらよいかを話し合った。任国の環境を変えることは不可能なので、対症療法として薬物で対応することと、規則的な食事のリズムや睡眠の習慣を意識して行うことにした。どうしても耐えられなかったら日本に帰国してもよいという選択も可能であることも上司に確認して戻っていった。その後も症状は持続しているが、仕事に支障がでるほどではないため、任国での仕事を続行している。

事例7：いわゆる不定愁訴，43歳，主婦

夫の赴任に伴ってヨーロッパの某国で生活することになった。以前にも夫の

海外勤務に伴ってアジアで生活した経験があるので不安はなかった。治安も気候もよく衛生面でも心配がないので生活は楽であると予想していた。着任直後は、買い物や小旅行などで毎日が観光気分で楽しかった。しかし見るべきところを見てしまった後は、何もすることがなくて一日中家にいることが多くなった。夫は、日本からの出張者とのつきあいで夜がおそくなることもも多々あり話し相手もなく寂しかった。テレビや新聞を聞いたり読めたりするほどの語学力はなかったので、日本の書籍が購入できる書店に行く日々であった。赴任後3カ月ころから食欲不振、頭痛、肩こり、ふらふらする感じ、不正出血が出現し、いつも体調が悪いと自覚するようになった。夫に相談し任国の病院を受診し、検査したが特に異常はなく経過観察でもよいと医師に言われた。しかし、本人は非常に不安であったため、一時帰国し相談のために来院した。

　前回のアジアに赴任した時との相違を話してみることにした。アジア赴任では、国も小さく日本人も少数で何かの時にはいつも奥さん同士でお茶を飲んだりテニスをしたり日本よりも楽しく過ごせていたという。物価もかなり安いのでメイドも数人雇うことができ、主婦業からも開放されていた。日本にもすぐに帰れる安心感もあったという。しかし、今回の赴任はそれなりのヨーロッパの都会で日本人も多数居住しているが、それぞれ個々に生活していて接点がもてないと感じていた。夫の帰宅も遅く、友人がいないことが一番の寂しさの原因であることも判明した。今後持続してヨーロッパで生活していくことは、かなりの精神的負荷になると考えられたため、日本を基盤にして、夫のバカンスやクリスマス休暇などにあわせて、旅行者として時々ヨーロッパにいくことにした。

事例8：気管支喘息，40歳，男性
　中米に6カ月の短期派遣となった。10年前には3年間滞在していた国でもあり、スペイン語も続けて勉強していたので、心配はほとんどなかった。ただし、今回は子供が高校受験のため単身赴任である。10年ぶりの国であったせいか、以前の面影はなく近代的になっていた。一番驚いたのは、大気汚染であった。盆地であるため、汚染された空気が停滞していて青空が見えないこともまれではなかった。赴任後は会社の仕事以外に家事もあり、忙しく過ごしていた。乾期に入った頃、朝方咳き込むようになった。空気が乾燥しているせいと考え、

水分を多くとって寝るようにしたが効果はなく、日中も咳がひどくなってきた。時には呼吸困難になりそうなほどであったため、病院受診したところ喘息と診断され、薬を処方された。今まで、喘息とは無縁であったためショックが大きかったが、薬をのまないと苦しいため、とりあえずは医師のアドバイスに従った。休暇で日本に帰国している間は全く咳や呼吸困難にはならずに過ごせたため、疑問を感じて相談に来院した。

　このケースは、もちろん赴任国の大気汚染の問題も関与していると思われるが、やはり単身赴任であるための心身の負荷や、家族と離れての生活がはじめてであるという心理的要因も加味されて発症している可能性が高いと考えられた。本人は心身に負荷をかけたくないという希望が強く、薬を服用することにも抵抗があったため、上司と相談してできるだけ短期で仕事をすませて帰国することになった。4カ月で日本に戻り、現在喘息はまったくでていない。

事例9：蕁麻疹，28歳，男性

　大洋州オセアニアの島に、養殖の指導のために赴任した。小さな島で、自転車で20分もあれば一周できてしまう所であった。余暇を過ごす施設もないため、飲酒をすることが多くなった。ある朝起床時に自分の顔が膨張している感じがしたため、鏡をみたところ、ラグビーボールのようであった。顔中に蕁麻疹ができていた。体にも全身に蕁麻疹がでていることがわかり、島の診療所を受診した。原因は不明であるが、対症療法として薬を処方され服用したところ数日で軽快した。その後は飲酒をひかえてみたが、1週間に1回くらいは同様の症状がおこるため不安になり、オーストラリアまでいき精査した。大洋州特有の植物の花粉がアレルゲンである可能性が高いことが判明したが、医師からは心身のストレス反応の症状であると説明された。不安になり国際電話相談となった。

　蕁麻疹の中にはストレスと関係するものもある。余暇を過ごす適切な手段が見つからなかったため、飲酒量がふえ、バランスのよい食習慣ではなく、栄養状態は決して満足できるものでなかったことも免疫系を低下させる要因の一つであったと考えられた。バランスのよい食事と余暇の過ごし方を飲酒でなく、日本に手紙を書いたり、音楽をきいたりなど他の手段に変えるように努めるようにとアドバイスした。このケースはもちろんアレルギー反応であるが、日ご

ろの不摂生による体力の低下も影響していると考えられた。以後はそれほど重症の蕁麻疹は出現せず過ごせていたが、適切な余暇の過ごし方を見つけることは非常に困難であった。

事例10：心因性嘔吐症，36歳，女性

アジアの山岳地帯に映画の仕事で半年生活することになった。これまでも海外ロケで多くの国で生活してきたので、特別不安はなかった。しかし生活しているうちになぜか羊のにおいがとても気になるようになった。料理の食材として羊はさけるようにしたが、鳥でも羊のにおいがするような気がして嘔気がすることがまれでなくなった。嘔吐はないが、常に嘔気がするため食欲が低下し疲れやすくなり気力も落ちた。朝起き上がることも困難になり、2カ月後に日本に帰国した。日本の航空機に乗ったとたんに羊のにおいもなくなったという。とてもつらい体験であったため、今回の仕事は断ることにしたが、自分の状態をどう理解してよいかわからなかったため来院した。

このケースの嘔気は食行動と関連が乏しく、日本に帰国するという環境調整を行ったことにより症状が消失したことから、心因性嘔吐症の可能性が高いと説明した。本人が海外は何回も経験しているのにどうしてこんな状態になってしまったのか？に関して自己分析したところでは、以前までは自分で決断しなくてもよい立場であったため、いわれるままに動くだけでよかったが、今回は自己判断を求められる場面も増え、いつも自分の判断が正しかったかどうか悩んでいたという。相談しながら決めていくこともできた状況であったが、恥じと思って言わなかったとのことであった。いくら海外経験があるからといってもいつも環境は同じはでないので、場合によっては心身の不調が生じることがあるというよい教訓であった。

2）精神障害

事例11：妄想状態，49歳，女性，主婦

夫の海外赴任に伴ってアジアの某国で生活をはじめた。結婚して25年になるが、そのうちの半分くらいは発展途上国で過ごしてきた。内心はいやであったが、家族が離れて生活することの方が将来的に影響がでるのではないかとの心配が強かったため、いつも夫の赴任先に子供2人とともについていった。今

回は子供達が大学生のため子供は一緒ではなかった。赴任後6カ月目頃から、いつも誰かにみられているような気がしていた。クーラーに盗聴器や隠しカメラがあると思い捜索したが、みつからずとても変な気持ちになった。そのうちに夜中でも電気をつけないと眠れなかったり、買い物にいっても誰かにあとをつけられている感じがするため、外出もできなくなってしまった。夫に警察をよんで欲しいと訴えたが、夫は妻の方がおかしいと判断し夫が付き添って日本に帰国した。帰国時は、マフラーで顔を覆い、サングラスをかけ見るからに異様な雰囲気であった。

　明らかに被害妄想状態であった。いわゆる心因反応か精神分裂病かを経過をみながら診断していくことにした。抗精神病薬を服用することには強烈に抵抗をしめした。「今の心のつらいところには効くので、是非飲んで欲しい」と説得したが、無理であった。妻は「漢方だったら飲んでもよい。」との反応であったため、保護義務者である夫と相談し漢方と抗精神病薬を合包したものを服用してもらうようにした。服薬後2週間くらいで被害妄想は消失し、サングラスもかけずに大丈夫となった。夜も電気を消しても眠れるようになった。夫は単身赴任をすることにした。徐々に薬を減らし6カ月後には無投薬でも症状は出現しなくなった。現在5年経過しているが、再発していないため、一過性の心因反応であると判断している。

　夫が、すばやく妻の不調を察して帰国を決断したことが早期の回復につながったと考えられるケースであった。

事例12：精神分裂病，22歳，男性

　大学の夏休みを利用して西アフリカに友人と二人で旅行した。ちょうど選挙の期間で、治安が悪くなるとの情報を聞き少し不安があったところ、運悪くパスポートを盗まれてしまった。再発行まで最低2週間はかかると言われ落ち込んでしまった。友人にも迷惑をかけてしまったという自己嫌悪も増した。さらに突然誰かに追われているような感じや電波で操られているような気がして、自分が自分でないように思えた。自分の中にもう一人の自分がいるような奇妙な感覚もともなった。いろいろな声も聞こえて混乱した。パスポートが手に入るまで移動ができないため、ユースホステルですごすことにしたが、夜になると誰かに見られているようで、いつも屋根に登っていた。不眠や食欲が低下し

誰がみても奇妙な行動をとるようになった。友人の強いアドバイスでパスポートが発行されたのと同時に日本に帰国した。帰国後も、電波で操られている感じやいろいろな声がとれないため家族と共に精神科を受診した。しばらく入院したほうがよいとのアドバイスをうけた。その後6カ月間入院した。症状は憎悪しないが軽快もせず、通院は当分必要である状態であった。

パスポートを盗まれたことが契機になって精神障害が発症した例である。発症の素因はあったかもしれないが、旅行に行かずに日本で過ごしていたら結果は異なっていたかもしれないと考えられるケースであった。大学生であったが、自宅通学であり、家を長期にわたって離れたこともなく、かつはじめての海外であったので、ストレス負荷が強度であると考えられる例である。

事例13：うつ病，38歳，男性

会社の昇進試験に合格し、念願のアメリカ赴任となった。アメリカは旅行や出張で数回訪問したこともあり、言葉にも自信があったので全く不安はなかった。赴任した部署には日本人スタッフは自分以外に一人で、あとはアメリカ人が10人であった。実際に仕事をしてみるとパーテーションで一人一人区切られているため孤独感を感じた。ランチの時間もそれぞれ別々でいつも一人で食べていた。未婚のためパーティーに誘われても同伴者がいないため、誘われても断ることがほとんどであった。週末もひとりでぽんやり過ごしていた。月曜日の出勤が徐々におっくうになり、電話にでることも嫌になり居留守を使うことが多くなった。食欲が低下し1カ月で体重が7Kg減少した。疲れているのに眠れず焦燥感で一杯となった。自分で病気になってしまったと強く感じて日本人医師のクリニックを受診した。うつ病と診断され投薬と休養を勧められ日本に帰国した。

同じ会社であっても日本とアメリカでは、フロアの構成から異なっていたり、ランチも個々で食べたりと小さなことであるかもしれないが、孤独感の引き金となった可能性は高い。週末も一人ですごしていたため、ほとんど会話をせずに生活していたようである。言葉ではまったく問題がなく適応も円滑であると予想できうるケースであったが、他の環境因子によりうつ病になった。約1年間日本の病院に通院し、うつ病は回復したが、本人の意思を尊重し今後海外勤務は避けることにした。

3）中毒と嗜癖

事例14：薬物中毒，26歳，女性

　薬剤師としてボランティアで、アフリカの某国で仕事をすることになった。もともと頭痛もちで、仕事上薬も入手しやすかったこともあり、鎮痛薬を時折飲んでいた。赴任後予想以上に任国の薬剤師のレベルが低いことがわかり一体何をしていったらよいのか悩むことが多かった。頭痛まではいかなくとも頭が重くなってくるので、日本から持参した鎮痛薬を服用していた。日本ではせいぜい1週間に2～3回の服用であったが、アフリカでは毎日、ひどいときは1日4～5回飲むようになってしまった。飲むとふわっとする感じが心地よかったからである。自分ではいけないと思っていてもつい飲んでしまっていた。約1年後の休暇帰国の時にこのままではいけないと思い切って医師に相談した。

　相談時には、1日10錠くらい服用している状態であった。薬剤性の肝機能障害も判明し、嗜癖の専門医を紹介した。このケースは自分で何とかしなければと医師に相談できたため、重篤にならないうちに治療に導入できた。海外では、予想以外のことが起きることの方がむしろあたりまえであるので、この点をもう少しわりきって考えられればよかったのかもしれない。このケースのように日本で常用薬がある人は、海外赴任の際に十分主治医と相談し自己判断で服用しないことが非常に重要である。

事例15：ギャンブル，45歳，男性

　東南アジアの某国に橋梁の技術指導者として赴任した。単身赴任のため家に早く帰っても話し相手がいないので、毎晩飲食街で食事をしていた。顔なじみになった任国の人からギャンブルで儲けた話を聞き興味をもち、カジノに通うようになった。儲かるときもあるが損をすることのほうが多かった。しかし、やみつきになりついに会社から借金をするまでになってしまい、強制的に帰国させられた。

　余暇の適切な過ごし方が見つからなかったため、ギャンブルにはまってしまったケースである。本人は強制的に返されたが、大事に至らぬ前で幸運であったと自覚していた。日本では家族と共に生活できるし友人とも気軽にあえるため日本ではギャンブルにはまることはなかった。技術者としては優秀であり、

また他の国へも派遣される可能性もあるため、今後はできるだけ家族も同伴で赴任する方向で考えることにした。

4）犯罪
被害者の場合
事例16：外傷性ストレス障害，41歳，女性

　南米に看護婦教育の指導のために赴任した。首都ではなく地方の田舎の診療所での仕事である。首都は治安が悪いが、田舎は問題ないと聞いていた。アパートの2階であるため、暑さのせいもあり窓をあけて寝ていた。ある晩、物音がしたので目を覚ましたところ、隣室に人がいることに気づいた。強盗であった。いきなり口をふさがれた。とにかく命が心配だったため、抵抗せず言われるままにお金を渡した。1階の住人が物音を聞いて入ってきてくれたので、強盗は窓から飛び降りて逃げた。翌日警察の調べなどをうけた。犯人の顔はしっかり覚えていたため、報復を恐れたため緊急に日本に帰国した。事件直後は夢中であったし、帰国の準備に終われていたので心身の不調は感じなかった。しかし、日本に帰国後、突然冷汗がでたり動悸が出現し、立っていられなくなったり、吐いてしまったりするようになった。夜も家族といっしょに生活しているにもかかわらず怖くて眠れず、誰かに襲われるのではないかと不安が強くなり、医師を受診した。外傷性のストレス障害と診断されしばらく精神療法をうけることになった。

　日本も治安がよいとはいえないが、他国に比較すればまだ安心なのかもしれない。このケースは田舎であるという安心感と2Fだからと少し油断があったのだろう。幸い下の住人が気づいてくれたので危害を加えられずにすんだことは不幸中の幸いであった。しかし、その後は数年間不眠や不安などの症状に苦しめられた。今でも電車のなかで南米の人を見ると動悸と冷や汗がでてくるという。治安はよいと言われていても注意をするのにしすぎることはないといえる。

加害者の場合
事例17：人格障害疑い，28歳，男性

　アジアの某国へコンピューターの指導者として赴任した。コンピューターの

数も少なく数人に1台という状況であったため教えにくかったことと、英語で教えていたが、現地の言葉ではないため学生の理解度も悪くイライラすることもまれでなくなった。どんなに説明しても簡単なことができないので、自分がばかにされているように思えてしかたがなかった。ある日感情のコントロールができなくなってしまい、学生を殴ってしまった。以後学生は質問もしなくなったが、さらにばかにされたと勘違いし机をけったり、鉛筆をなげたりなどの暴力行為がエスカレートしてきたため校長から注意された。自分は一生懸命やっているので注意されても納得できない部分多く、自分から辞表を提出して帰国した。帰国後は、日本の会社に戻ったが、些細なことで腹が立ちいつも社内の器物を壊したりする行為が続き謹慎処分をうけた。

　自分の感情がコントロールできず、暴力行為に進んでいった例である。このような場合は自分が悪かったという反省ができる例が少ないため対応は困難である。赴任前の研修などで、ストレス場面を設定し適切な対処法を訓練することが必要であろう。

6. いわゆる先進国と発展途上国では不適応現象の相違があるのか

　筆者は、海外の精神衛生上の相談をさまざまな国からうけているが、必ずしも発展途上国の赴任者に不適応現象が多いとはいえないと考えている。基本的には個人の適応能力の問題であると考えている。この点に関しては他の章に譲るが先進国と発展途上国の環境の相違はあるので、この点について述べてみることにする。

1）先進国
a. 気候、衛生状況、食生活、かかりやすい疾患など環境自体は日本と変わらない。
b. 先進国では、稲村によれば日本人が劣等感を抱きやすいといわれる。必要以上に遠慮したりする行動が多く見られる。

c. 日本人社会が固まらないので、日本人同士の過干渉の問題は少ない。
d. 子供を現地の学校に入学させることが多い。日本人学校に入れることはまれである。
e. 物価は日本より安いところが多いが、それほどの変化はなくメイドなどを雇うことは困難である。住居も日本と変わりないことが多い。

2) 発展途上国
a. 気候が厳しいところがほとんどである。気候だけでなく特有の風土病、劣悪な衛生状況など環境はかなり日本と異なる。
b. 途上国では日本人の数が少ないので固まりやすい。お互いに過干渉される。自由に動くことが困難になることもある。
c. 子供の教育で、現地の学校にいれることはめったになく、アメリカンスクールに入れることがほとんどである。
d. 物価が日本に比較して非常に安いところが多い。住居は現地の一般的な住居と比較すると大邸宅であることが多い。メイドや運転手を雇い日本での生活とはかなりかけ離れてしまうことが多い。
e. dとの関連もあるが、かなりの特権階級的な暮らしをおくるため。錯覚して態度が傲慢になり任地で反感をかうこともある。

3) 相違

　不適応現象は先進国では徐々に出現し、発展途上国では急激にでる傾向は認められる。先進国では、一見環境が等しいので、しばらくして人間関係のストレスから不適応現象が現れる。発展途上国の場合は、赴任直後から環境が大きく異なるため、異文化をいやでも意識させられるため不適応現象が早くから現れやすいといえる。しかし、病態のレベルは個人差があり、これは派遣された国の問題ではなく個人の適応の問題であると考えている。

7. 病態の概論

不適応の事例でのべた心身症、精神障害などの疾患に関しての概説である。

1）心身症

心身症とは「身体疾患の中で、その発症や経過に心理社会的因子が密接に関与し、器質的ないし機能的障害が認められる病態をいう。ただし、神経症やうつ病など、他の精神障害に伴う身体症状は除外する。」（日本心身医学会　1991）と定義される。

海外不適応の事例でのべた心身症の概説をする。

①円形脱毛症
病因：
（Ⅰ）免疫異常説

　　細胞性免疫の異常がしばしば存在することやアレルギー性疾患や自己免疫異常の関与が推定される疾患との合併が認められ、かつ副腎皮質ホルモンが有効であることなどから、免疫異常説を支持することが多い。

（Ⅱ）毛周期異常説

　　毛髪には、成長期、中間期（退行期）、休止期の毛周期があることが知られているが、円形脱毛症は、成長期脱毛と休止期脱毛の2つの機序によって発症するとされている。

（Ⅲ）ストレス説

　　以下は油井の報告である。

　　油井によると円形脱毛症の発症には、対人関係で緩慢でソフトなストレス状態が関与しているという。発症の1カ月から3カ月前に、本人があまり意識していない、緩慢で被抑圧的なストレス状況下での健康不全感を基盤にした易刺激的反応および疲労度の増大が円形脱毛症に関与しているという。円形脱毛症の多くは、易刺激性で、不安や怒りなどの精神的な情動が身体的に表れやすく、生活習慣に不全感が強い性格傾向を有していた。

これまでストレスと円形脱毛症の関連性は示唆されていたが、因果関係の証明は困難であった。油井の報告は、本人があまり意識していない緩慢でソフトなストレス状態を提供した点で意義がある。

(Ⅳ) 自律神経的要因

赤須によると自律神経機能検査（microvibration）において、自律神経失調症（特に交感神経緊張型）を示す割合が高かったと報告している。

病態像：通常何の前触れもなく直径2～3cmの円形の脱毛斑が出現する。診断は、後天性で、瘢痕や皮膚病変を伴わない脱毛斑で、円形を呈することより容易に診断できる。

治療：単発性の円形脱毛症は、3～6カ月で自然に軽快していくことが多い。患者には必ず治ると保証することが大切である。

薬物療法：抗ヒスタミン薬、ステロイド、抗不安薬、末梢循環改善薬、抗うつ薬などを病態に応じて処方するが、環境調整も重要である。

②**摂食障害**（診断基準　表3、表4、表5）

拒食と過食は相反する症状で別のもののようにとらえられがちであるが、病理は同じであると考えてよく総称して摂食障害とよんでいる。思春期心身症の代表的な疾患である。圧倒的に女性の患者が多い。

特徴：食行動の異常が顕著であるが、心理的な要因が複雑にからみあって発症する心身症である。身体イメージに関する認知のゆがみと共に、感情障害、性格傾向、家族の人間関係、社会適応性、視床下部の機能などのさまざまな程度の障害が現れる。治癒するには数年以上かかることが一般的で、病識などの問題から治療中断例も多く難治性の疾患である。

治療目標：情緒の安定、身体状況の改善、異常な食行動以上の改善、歪んだ身体像や自己認知の改善、病前性格や社会適応性、家族の人間関係などに関する心理、社会的要因の解決などがあげられる。病識の乏しい患者を治療するにあたっては治療者―患者関係の構築が重要であり、精神療法的アプローチは不可欠である。

③消化性潰瘍

　消化性潰瘍の病因は複雑であるが、発症や再発に心理的要因が強く示唆されている疾患のひとつである。胃と十二指腸は、消化管のなかでも不安、緊張、怒り、抑うつなどの感情に敏感に反応する臓器である。

・消化性潰瘍の身体的要因

　a. Hericobactor pylori が胃粘膜障害因子として働いている。

表3　神経性食思不振症の診断基準
（厚生省特定疾患，神経性食欲不振症調査研究班）

1. 標準体重の−20％以上のやせ
2. 食行動の異常（不食，大食，隠れ食い，など）
3. 体重や体型について歪んだ認識（体重増加に対する極端な恐怖など）
4. 発症年齢：30歳以下
5. （女性ならば）無月経
6. やせの原因と考えられる器質性疾患がない

（備考）1, 2, 3, 5は既往歴を含む（例えば、−20％以上のやせがかつてあれば、現在はそうでなくても基準を満たすとする）。6項目すべてを満たさないものは、疑診例として経過観察する。

1. ある時期にはじまり、3ヵ月以上持続。典型例は−25％以上やせている。−20％は一応の目安である（他の条項をすべて満たしていれば。初期のケースなどでは、−20％に達してなくてもよい）。アメリカ精神医学会の基準（DSM-Ⅳ）では−15％以上としている。標準体重は15歳以上では身長により算定（例：平田の方法）するが、15歳以下では実測値（例：日比の表）により求める。
2. 食べないばかりでなく、経過中に大食になることが多い。大食には、しばしば自己誘発性嘔吐や下剤・利尿剤乱用を伴う。その他、食物の貯蔵、盗食などがみられる。また、過度に活動する傾向を伴うことが多い。
3. 極度なやせ願望、ボディイメージの障害（たとえば、ひどくやせていてもこれでよいと考えたり、肥っていると感じたり、下腹や足など体のある部分がひどく肥っていると信じたりすること）などを含む。これらの点では病的とは思っていないことが多い。この項は、自分の希望する体重について問診したり、低体重を維持しようとする患者の言動に着目すると明らかになることがある。
4. まれに30歳を越える。ほとんどは25歳以下で思春期に多い。
5. 性器出血がホルモン投与によってのみ起こる場合は無月経とする。その他の身体症状としては、うぶ毛密生、徐脈、便秘、低血圧、低体温、浮腫などを伴うことがある。ときに男性例がある。
6. 精神分裂病による奇異な拒食、うつ病による食欲不振、単なる心因反応（身内の死亡など）による一時的な摂食低下などを鑑別する。

表4　神経性無食欲症（anorexia nervosa）

A. 年齢と身長に対する正常体重の最低限，またはそれ以上を維持することの拒否（例：期待される体重の85％以下の体重が続くような体重減少；または成長期間中に期待される体重増加がなく，期待される体重の85％以下になる）。
B. 体重が不足している場合でも，体重が増えること，または肥満することに対する強い恐怖。
C. 自分の体の重さまたは体型を感じる感じ方の障害；自己評価に対する体重や体型の過剰な影響，または現在の低体重の重大さの否認。
D. 初潮後の女性の場合は，無月経。つまり，月経周期が連続して少なくとも3回欠如する（エストロゲンなどのホルモン投与後にのみ月経が起きている場合，その女性は無月経とみなされる）。

(DSM-Ⅳ: Diagnostic of Statistical Manual of Mental Disorders. American Psychiatric Association 1994)

表5　神経性大食症（bulimia nervosa）

A. むちゃ喰いのエピソードの繰り返し。むちゃ喰いのエピソードは以下の2つによって特徴づけられる。
　(1) 他とはっきり区別される時間の間に（例：1日の何時でも2時間以内の間），ほとんどの人が同じような時間に同じような環境で食べる量よりも明らかに多い食物を食べること。
　(2) そのエピソードの間は，食べることを制御できないという感覚（例：食べるのを止めることができない，または何を，またはどれほど多く食べているかを制御できないという感じ）。
B. 体重の増加を防ぐために不適切な代償行動を繰り返す，例えば，自己誘発性嘔吐；下剤，利尿剤，浣腸，またはその他の薬剤の誤った使用；絶食；または過剰な運動。
C. むちゃ喰いおよび不適切な代償行動はともに，平均して，少なくとも3ヵ月にわたって週2回起こっている。
D. 自己評価は，体型および体重の影響を過剰に受けている。
E. 障害は，神経性無食欲症のエピソード期間中にのみ起こるものではない。

(DSM-Ⅳ: Diagnostic of Statistical Manual of Mental Disorders. American Psychiatric Association 1994)

b. 高い酸分泌
c. 血中ペプシノーゲン（PG）
・心身医学的に見た潰瘍患者の特徴（石川・宮城による）
a. 生活習慣の歪み
（a）飲酒習慣（毎日、3合/日以上）
（b）喫煙習慣（20本/日以上）
（c）不十分な睡眠（不規則睡眠、短時間睡眠の持続）
（d）仕事のストレス（多忙、責任の重さ）
（e）不規則で刺激物（胡椒、芥子など）を頻用する食習慣
b. 発症前の生活上の出来事
　本人にとってかなりのストレスとなる出来事（配偶者や家族の死や大病）
c. 潰瘍になりやすい性格傾向や行動特性
（a）過剰適応（抑圧型の対処）
（b）失感情症（内的な感情への気づきが乏しく、その言語的表現が制約された状態。具体的には、空想が貧弱、葛藤の言語化ができない、感情よりむしろ些細な事柄を際限なく描写する、コミュニケーションが困難などである。）

治療：潰瘍に対する内科的薬物療法が基本である。これに併用して個々の患者に影響を及ぼしている要因に対するアプローチをしていく。たとえば、生活習慣に問題があれば行動療法的アプローチを、抑うつ的であったり、対人関係で過剰適応気味であれば、抗不安薬や精神療法をも用いる。

④過換気症候群

　不随意におこる過換気発作により呼吸性アルカローシスを生じ、呼吸器系、循環器系、神経系、筋肉系など全身に多彩な身体症状を呈する症候群である。過換気症候群は、心理的、身体的ストレスを契機に発症する。誘引としては、不安、緊張などの心理的ストレスが多い。

疫学：女性が男性の約2倍の発症率を示している。発症年齢は、思春期に多い。

　女性では、修学旅行などに集団の発生もみられる。発作の頻度は、さまざま

であるが女性は頻回に繰り返す傾向がある。発作は1時間程度でおさまることが多い。

症状：呼吸困難感（吸っても吸っても息が苦しい感じ。）による死の恐怖。
　動悸、胸部圧迫感や胸痛、さらに全身や四肢のしびれ、痙攣、四肢の硬直感となることもある。

診断基準（表6）

ⓐ発作時の治療

ペーパーバッグ法：呼吸性アルカローシスを是正する最も簡便な方法である。A4程度の紙袋を用いて袋のなかでゆっくり呼吸させる。低下した二酸化炭素分圧を高めて正常化させるために症状が改善する。患者自身で症状が改善できるので、初診時にはこの方法を指導することが望ましい。

表6　過換気症候群の診断基準

<定義>
　発作性、不随意性の過呼吸により、呼吸、循環、神経、消化器系症状および精神症状を起こす症候群

<診断基準>
1) 発作時に動脈血のCO_2分圧の低下，pHの上昇がみられる。
2) 炭酸ガスの吸入(3～5%のCO_2または袋による再呼吸)で発作が止まる。
3) 非発作時に過呼吸テスト(1分間30回くらいの深呼吸を2～3分)で症状を誘発できる。

　　<除外診断>
　　①非発作時の脳波，CTスキャン，筋電図，心電図正常
　　②甲状腺機能正常
　　③血糖値正常
　　④血清カルシウム正常
　　⑤尿中カテコールアミン，ポルフィリン正常

<参考事項>
1) 発作が30～60分で止まることが多い
2) 心理的因子をきっかけとして発症することが多い
3) 非発作時の主訴に呼吸促迫の訴えがないことが多いので，注意を必要とする。
4) 呼吸器症状：深く速い呼吸，空気飢餓感，呼吸困難など
5) 循環器症状：心悸亢進，胸部絞扼感，胸痛など
6) 神経症状：しびれ，振戦，痙攣，四肢の硬直，意識障害など
7) 消化器症状：腹痛，嘔吐，下痢など
8) 精神症状：不安，死の恐怖，緊張など

心理療法：過換気発作とともに不安や恐怖を伴い、特に初回の発作時は「死ぬような病気をもっているのではないか？」と心配していることが多い。治療者は、このような患者の気持ちを理解し、死ぬような病気ではないことをしっかり説明することが不可欠である。

薬物療法：患者の不安感が強いときやペーパーバッグ法で改善が困難であるときは、抗不安薬（ジアゼパム）の筋注が効果的である。

ⓑ **非発作時の治療**

薬物療法：抗不安薬、抗うつ薬、βブロッカーなどを併用する。βブロッカー単独では発作の予防効果が不十分である。

心理療法：症状は重篤な疾患でないことを病態の説明も含めてしっかり伝える。家族や周囲も重い心臓疾患にかかってしまっているのではないかと不安を抱えていることが多いので、本人だけでなく家族にも伝えることが望ましい。

次に、本人の対人関係やライフスタイルと発作との関連性があると考えられる場合は、この心理・社会的因子を本人に気づかせるように心理療法をすすめていく。適応的なライフスタイルや対人関係の修正ができると発作が軽減し、自己管理できるという自信をつけるようにアプローチする。

⑤ **過敏性腸症候群**

腹痛を伴う便通異常を特徴とする非器質性の下部消化管の疾患である。消化管の運動機能異常と内臓知覚過敏という二つの機能異常を特徴とする症候群である。若年者に多いが、広範な年齢層をもつ疾患である。

病因：

 a. 消化管の運動機能異常

中枢性の自律神経の調節、脳—消化管の内分泌を介するもの、消化管の壁在神経叢の調節、平滑筋などさまざまなレベルの異常が考えられている。

 b. 結腸の拡張刺激にたいする threshold の低下

正常では疼痛と感じない刺激でも疼痛と感じてしまうといわれている。

 c. その他

食物、性周期、ライフスタイル、心身のストレスも密接に関係している。

診断（表7）：

表7　過敏性腸症候群の診断基準

○排便で軽快するか，便の回数や形状の変化を伴う腹痛や腹部不快感
○排便時の少なくとも25％以上に，以下のもののうち3つ以上からなる排便パターンの不整がある
　●排便回数の変化
　●便の形状の変化（固い，柔らかい，水様）
　●便の排出の変化（裏急後重，残便感）
　●粘液便
　●腹部膨満，満腹感

分類：
a. 便秘型：腹痛を伴う便秘
b. 下痢型：腹痛を伴う下痢
c. 下痢と便秘の交代型

治療：
a. 生活習慣に対する指導：機能性の疾患であるため、生活習慣にたいする指導は重要である。
・1日3食のリズムの確立
・睡眠時間の確保
・適度な運動
b. 薬物療法：下痢、便秘、腹痛に対して薬物療法を用いる。下痢症状には、止痢剤、痙攣性の便秘が中心症状であれば、抗痙剤（ベラドンナアルカロイドなど）を用いる。腹痛には抗うつ薬も効果を及ぼすことが多い。
　日常の不安や緊張が症状と密接であるようであれば、抗不安薬も有効である。
　身体症状や精神症状のレベルは軽症から重症まで様々であるので、病態に応じた柔軟な薬物療法が望まれる。
c. その他：不安、緊張の緩和を目的とした自律訓練法

⑥気管支喘息

　気管支喘息の原因は、単一ではなく、一人の患者にいくつかの原因が同時に関与していることが多いという。永田は、患者の60〜80％にアレルギー因子、50〜80％に感染性因子、同じく50〜80％に心理社会的因子が認められ、これらの因子が同時に認められる症例は40〜60％であると報告している。また、個々に程度の差はあっても、ほとんどの症例に心理・社会的因子が関与しており、特に難治例ほど関与している。

生活上のストレスイベント

　永田の調査による喘息発症までの、1年間の出来事は次の通りである。

1. 10歳以前
　弟妹の誕生、同胞葛藤、親子関係の問題
2. 10〜20歳代
　進学、学校不適応、進路をめぐっての親子間の対立
3. 20〜30歳代
　就職、結婚に伴う人間関係の変化、昇進に伴う役割上の問題
4. 50歳から
　配偶者の死、定年退職
5. 二次的なこと
　感染、アレルゲン、大気汚染や公害、住居の移動

治療：

1. 薬物療法：気管支拡張薬、急激な気道の過敏性の亢進や緊張状態が持続しているときは、積極的にステロイドを使用する。
抗不安薬、抗うつ薬も使用するが、呼吸抑制に注意が必要である。このような時は、柴朴湯などの漢方も有用である。
2. 心身医学的アプローチ：精神療法：症状増悪時の心身の状態を把握し、誤った行動様式があれば、修正する。環境調整は積極的に行う。
自律訓練法なども併用していくとよい。

⑦いわゆる不定愁訴

　多くは心気症の範疇である。頭痛、肩こり、のぼせなど多彩な症状があり、

本人は器質的な異常があると固く信じているため、異常がみつかるまで、永遠に病院めぐりをしていく。症状へのとらわれと不安によって身体症状が出現している状態で、何らかの心因がある。

治療：症状に対する不安には抗不安薬も効果がある。しかし、気長に患者と接し、医師と患者の信頼関係ができた後に、患者本人が症状にとらわれていたことに気づくような心理療法的アプローチができればよいが、困難であることが多々ある。医師が心因に気づいても、すぐに告げずに患者が気づくように工夫することも大切である。

もちろん、患者が他の医療機関の受診歴がなければ、身体の精査が不可欠であることはいうまでもない。

⑧蕁麻疹

蕁麻疹は、掻痒を伴った限局性の浮腫（膨疹）で、一定時間後に膨疹が消失するのが特徴である。約1週間で治る病型を急性蕁麻疹、1ヵ月以上続く場合を慢性蕁麻疹という。

病態：蕁麻疹には、アレルギー性のものと非アレルギー性のものがある。アレルゲン、ヒスタミン遊離物質、物理的刺激などが、肥満細胞や好塩基球に伝わり、肥満細胞からヒスタミンなどの化学的活性物質が放出され、血管の透過性が亢進する。この後にヒスタミンなどの化学物質が、神経の受容体を刺激してかゆみを生じる。その後に血管からの滲出液が浮腫となる。アレルギーの場合は、肥満細胞の上にIgE抗体を持っている。

原因（表8）：岡部によると、原因を確定できる蕁麻疹は以外に少なく、原因不明の慢性蕁麻疹の中には心理的要因の関与したものが少なくないとのことである。また、心理的ストレスに、感冒や疲労や体調不良が重なると発症することが多い。筆者も身体的疲労と心理的要因の組み合わせで、蕁麻疹が出現することが多いことを臨床上経験している。

治療：一般に蕁麻疹の治療は抗ヒスタミン剤の内服が基本である。
ライフスタイルに問題がある場合は生活指導を、心理的要因が関与していると考えられる時は、心理療法や抗不安薬、抗うつ薬も効果的である。

表8　蕁麻疹の原因

1. 食物（肉類, 魚介類, 卵, そば, ミルクなど）
2. 食品添加物
3. 薬物（アスピリン, ペニシリンなど）
4. 吸入物（ハウスダスト, ダニ, 花粉など）
5. 物理的刺激
    人口蕁麻疹―機械的蕁麻疹（圧迫）
    温熱蕁麻疹
    寒冷蕁麻疹
    日光蕁麻疹
6. コリン性蕁麻疹（汗―運動後, ストレス）
7. 内臓疾患や感染症
8. 寄生虫（アニサキス症など, 蜂刺症）
9. 心理的ストレス

急性：1週間くらいで治る。慢性：1ヵ月以上継続

⑨心因性嘔吐症

　嘔吐を生じるような器質的疾患や機能性疾患がなく、その発症要因に何らかの心理、社会的要因が推測されるような嘔気、嘔吐を主要症状とする病態である。

　摂食障害のような自己誘発性嘔吐は、心因性嘔吐とは別である。心因性嘔吐症は実際に嘔吐することもあるが、一般的には悪心が主症状であることが多い。食事とは関係なく出現する。

分類：一過性の悪心が主体で嘔吐が少ない。

　突発的な吐き気や嘔吐が数日から1週間くらいまで連続する。

　嘔気、嘔吐の原因疾患があるが、これに心理的ストレスが重なって症状が増強している。

治療：心理療法と薬物療法を併用することが多い。心理療法では、症状と心因との関連性が患者自ら気づけるようなアプローチが望ましい。薬物療法は対症療法であるが、症状の軽減には効果的である。抗不安薬や抗うつ薬は、抑うつ感、不安感、焦燥感をともなう場合には積極的に処方したほうが吐き気のコン

トロールに有用である。

⑩心因性（神経性）咳嗽
特徴：発作性反復性または連続的に起こる慢性の乾性（痰のでない）咳で、器質的疾患によらないものである。
　臨床検査でも咳を引き起こす異常所見が認められない。
　鎮咳剤、抗炎症剤、抗生物質、気管支拡張剤がほとんど効果なく抗不安薬や精神療法が効果的である。
　咳の出現時およびその前に何らかの心理的社会的因子がみられる。（陰性感情の抑圧ないし否認による身体化や条件付けなどがみられることが多い。）
治療：鎮咳剤は定義上無効ではあるが、臨床上は処方することが多い、しかし単独でなく抗不安薬や抗うつ薬を併用する。また咳症状を「心理的意味のある症状」と理解して心理療法を行うことが大切である。

2）精神科関連疾患

①心因反応（短期精神病性障害）
特徴：幻覚や妄想、理解不能な発言などで発症する。本人には病識がないため周囲がまきこまれてしまうことが多々ある。
　明らかなストレス要因があるものとないものに分類できる。
　産後に発症することもある。
　適切に対応すると1カ月未満で病前の機能レベルにまで回復する。
治療：抗精神病薬（向精神薬）が著効を示す。発症した環境から他に移すだけで回復することもある。特に海外でいきなり幻覚、妄想状態が出現したときは周囲の力でできるだけ早期に帰国させることが望ましい。帰国に際しては患者を一人で飛行機に乗せることは症状の増悪につながるので、必ず誰かが付き添うことが必要である。

②精神分裂病
特徴（DSM－Ⅳ）：Diagnostic Statistical Manual of Mental Disorders American Psychiatric Association 1994

・妄想
・幻覚
・解体した会話（例：頻繁な脱線または滅裂）
・ひどく解体したまたは緊張病性の行動
・陰性症状、すなわち感情の平板化、思考の貧困、または意欲の欠如
これらの症状のうち2つまたはそれ以上が1カ月の期間いつも存在している状態。

　患者は治療初期には病識がないため、心因反応と同様に周囲はどう対応してよいのか困難であることが多い。
治療：心因反応と同様に海外で上記の症状がみられたらできるだけ早く帰国させることが望ましい。

　心因反応でも同様であるが、帰国前に任地でしかるべき医療機関があれば受診し薬物療法を行うことが望ましい。抗精神病薬（向精神薬）が奏効する。

　初発症状では、心因反応か精神分裂病であるかの鑑別は不可能であり、経過をみながら診断していく。精神症状が落ち着いてから、支持的精神療法を導入することがよい。

③うつ病
特徴：うつ病の患者は病識がある。
・抑うつ気分（朝悪く、夕方から夜軽快する。）
・興味の喪失、喜びの著しい減退
・体重減少（時に体重増加）
・不眠（早朝に覚醒しやすい。）または睡眠過多
・極端な意欲の低下で動きが乏しくなる。あるいは焦燥感
・易疲労性、気力の減退
・無価値観、罪責感
・思考力、集中力の減退
・自殺念慮または自殺企図
治療：
・抗うつ薬が効果的である。症状によって抗不安薬や睡眠薬を処方する。

・うつ病は心身の休養が不可欠であるので、仕事は休ませる。
・うつ病の多くは6カ月から1年で回復するので、治療により良くなることを本人と家族に説明する。本人は治らないと思っていることが多いので必ず伝えておく。
・自殺を禁じる。必ずよくなるので自殺だけはしないように約束させる。
・他の心身症などの疾患も同様であるが、症状には一進一退があるので、症状にふりまわされないことを伝える。
・ライフサイクルに関わる重要な決定（結婚、転職、退職など）は、病気がよくなってから決めるようにする。
・心理療法は支持的なレベルが望ましいと考えられる。

　うつ病のレベルは軽症から重症までさまざまであるが、上記は治療の基本である。海外でうつ病になった場合は、重症であれば、本邦で治療した方が望ましい。

④薬物依存（中毒　嗜癖）
依存の成立には3つの要因が関与している。
(1) 薬理学的、生理学的要因
　依存を起こす薬は必ず何らかの主観的体験を生じる。たとえば不安からのがれるとか、現実からの逃避である。
(2) 環境的、社会的、文化的要因
　国によっても違い、都市と田舎でも違いがある。環境的、社会的、文化的要因の変化の代表として海外赴任があげられる。
(3) 人格要因
　依存に特異的な人格傾向はなく、広い分布を示す。
　異文化不適応の症状としての依存は、軽症から重症までさまざまである。依存は急性と慢性に分けられるが、異文化不適応の場合は、ほとんどが慢性のタイプである。以下アルコールや薬物の依存に関して説明する。
ⓐ慢性アルコール中毒
　常習飲酒により著明な身体症状、精神症状を生ずるとともに、強いアルコール嗜癖が形成され、社会生活に重大な支障をきたしている状態である。急性の

アルコール中毒は、症状がアルコールの量によって規定されるので、個体差が少ないが、慢性アルコール中毒は、その他の環境要因も関与するため症状は多彩である。
身体症状：神経系、循環器系および代謝障害が主である。神経症状では、手指振戦が多く、多発神経炎や瞳孔障害（左右不同や瞳孔反射遅延）や運動失調がみられる。循環器系では心臓肥大、顔面の血管拡張、その他肝硬変、腎障害などもみられる。
精神症状：注意集中困難、記名力低下、精神作業能力低下、気分不安定で易刺激性、暴力行為も少なくない。

ⓑ **薬物中毒**
　薬物依存を生ずる薬物の代表には覚せい剤、睡眠剤（バルビツールなど）、鎮痛剤（アスピリンなど）があげられる。慢性薬物中毒の症状は多彩であり分裂病様の幻覚、被害妄想を生じることもある。長期にわたると身体的依存を生ずる。禁断症状は一般的に24時間以内に生じることが多い。
治療：外来治療は困難であることが多いため入院治療が基本である。

⑤ **心的外傷後ストレス障害（Post Traumatic Stress Disorder）**
　PTSDとは、犯罪、戦争、災害、人質、レイプといった非常に重いストレスが負荷された結果、フラッシュバックなどの再体験と種々の回避行動（外傷を思い出させるような会話、思考、場所から回避するなど）が生じ、生理的過緊張の状態が起こる心身の反応である。DSM-Ⅳの診断基準によると、1カ月以上3カ月以内が急性のPTSD、3カ月以上持続する場合が慢性のPTSDとされている。6カ月以上経過してから発症するケースは難治性であるとされている。

⑥ **人格障害**
　DSM-Ⅳによれば、人格特性が柔軟性に欠け、不適応を起こし、重篤な機能障害やその特性を有する人の悩みを引き起こす場合を人格障害という。人格障害は、海外赴任を契機に発症するのではなく、もともとの病的な人格傾向がストレスにより顕在化することで生じると考えられる。つぎのような分類があ

る。
・妄想性人格障害：他者の動機を悪く解釈し、不信感や疑念を抱く。
・分裂病質人格障害：社会的関連から外れ、情動表現が限定される。
・分裂病型人格障害：親密な関係における急性の不全感や認知あるいは知覚のゆがみや極端な行動パターンをとる。
・反社会性人格障害：他者の権利の無視や暴力。
・境界性人格障害：対人関係や自己イメージおよび情動における不安定性と顕著な衝動行動。
・演技性人格障害：過剰な情動と他者の注意をひきつけようとする行動。
・自己愛性人格障害：誇大的で他人からの賛美を求め、共感に欠ける。
・回避性人格障害：社会的抑制や不適切な感情をもち、否定的な評価に過敏。
・依存性人格障害：他者からの配慮を受けたいと過剰に従属したりしがみつく。
・強迫性人格障害：秩序や完全主義、制御することばかりに従事する。

8. 異文化適応の法則性と条件

1) 稲村理論

　稲村は、適応に関する法則性として時間的経過、生活、食生活、言葉、生活史の要因をあげ、適応の必須要因として自己完結性と対人疎通性をあげた。稲村の説は異文化適応を理解するために時系列としてわかりやすいと考えられるので、要約しておく。

①海外適応の時間的経過（以下の5期に分けられる。）
ⓐ移住期
　任地に移り住んだばかりの時期で、きわめて新鮮な気持ちをもち急激な環境の変化に適応しようと夢中になっている時期である。住居を探すことや荷物の整理など衣食住を整える時期である。非常に忙しい時期である。気候、言語、風俗習慣になれようと必死な時期である。見るものすべてが物珍しく不適応に

なる余裕はない。

　このため、この時期は不適応になる人は少ないが、精神障害の既往のある人はこの時期に適応ができず急速に症状が悪化しやすい。この移住期の長さには個人差があるが、一般には数週間から数カ月である。

ⓑ 不満期

　個人差はあるが、誰にでも必ず訪れる時期である。衣食住や職場の環境が整って慣れてきた時期である。この時期が最も問題で不適応の時期である。任地に対して治安が悪い、不潔、対人関係に嫌気がさすなど不満が大きく出現する時期である。すべてに否定的になってしまう時期である。心理面だけでなく身体面でも障害がでやすい時期である。重篤な疾患ではないが、原因不明の発熱や下痢、アレルギー、食欲低下、風邪がなかなか治らないなどが出現する。この時期は赴任後数週間頃からはじまるが、長さには個人差があり、短期間でこの時期をのりきる人から長期に続く人までさまざまである。

ⓒ 傍観期

　あきらめの時期である。任地はこんなもの、この程度は仕方がないとあきらめる時期である。任地のすべてをありのままに見て、いいところを認めながらやっていけばいいのだと考えられる時期である。

ⓓ 適応期

　無理なく任地の生活を楽しめる時期である。任地の短所も長所もよくわかり、その中にいる自分というものの位置づけができている時期である。任地での目標や生きがいができてそれに向かって生き生きと生活がおくれる。

ⓔ 望郷期

　適応期に達したひとでも、本邦への望郷の念にかられる時期はやってくる。帰国したいという願望がでてくる。これも個人差が大きい。

　稲村によれば、これらは一般に上のⓐ）からⓔ）の順序で経過するが、途中で条件が変わると経過が乱れ、逆戻りしたり、一足飛びに次の段階にいくこともあるという。本人のおかれた状況や性格によって各時期の長さも異なる。

② 性格

　稲村によれば、適応しやすい性格は、柔軟性で融通性のある好奇心の旺盛の

タイプであり、適応しにくいのは、潔癖で神経質、几帳面な性格であるという。

③食生活

いつでもどこでなんでも食べられる人は適応しやすいが、偏食があったり食事についてうるさい条件のある人は適応が困難である。日本はいながらにして何でも手に入るが諸外国ではそうはいかない。日本料理店は海外に多く存在するが、毎日ではあきてしまうし、価格も他の国の料理に比較して高価であるので、食事の面でも柔軟性がないと適応は困難である。

重要なのは、不適応をきたしてくると食事の量が減り、任地の食事が鼻につきはじめて、見るのもいやになってくることである。食物の摂取状態は適応の指標でもある。

④言葉

言葉はもっともたいせつなコミュニケーションの手段である。しかし、重要なのは、本人が言葉をどのように位置づけ自分の言語能力をどのように評価しているのかにかかっている。言葉の位置を過大評価し、自分の言語能力に不安をもっている人の適応は悪い。

⑤生活史

海外に住んだ経験があるか否か、海外旅行の経験があるか否かなどが関係する。国内で転勤や単身赴任の経験があるかどうかも適応の指標になる。

その他、前の海外環境とあまりにも差がある場合には不適応をきたすことがある。根拠もないのに自信過剰でいる場合もこれが挫折体験につながり不適応になることもある。

⑥年齢や性別

一般的に条件が同じであれば、女性のほうが男性より適応がよく、青年や壮年のほうが老年や子供よりも適応がよい。しかし、実際はおかれる条件が同じであることはないので、簡単にはいえない。

⑦その他
　"単身赴任"か"家族と一緒"かなども適応とは関連性が高い。単身では孤独感に悩むこともあり、不適応の引き金となりうる。

⑧適応の必須要因
自己完結性：他の助けを借りることなくどこでも一人でやっていける能力である。心理的にも安定しており、外界の刺激によっても乱されないことである。自己完結性はバックボーン（生きる支えなど）、心理的成熟、身体的健康度、生活力、豊富な適応パターンをもっていることでもある。
対人疎通性：こころが開かれていること、好奇心と吸収力、柔軟性と包容力、広い知識と鋭い観察力、差の認識などの能力をさす。

2）筆者の考える異文化適応の最優先事項→
コミュニケーション能力

　筆者は、海外生活者のメンタルヘルスに関する相談をうける仕事をしているが、相談者が一番悩むところは、対人関係の問題である。この意味では、日本での心療内科の外来でも症状の発症には対人関係の問題が密接に絡んでいるが、これと等しい。　究極的には異文化でも自文化であっても、対人関係の基本であるコミュニケーション能力の程度によって適応度が左右されるといえよう。すなわち異文化適応の条件の本質はコミュニケーション能力であり、この能力に性格要因、環境要因、言語能力などが加わり総合的な適応力が形成されていると考えている。

$$適応能力＝コミュニケーション能力＋α$$

　そこで、これから異文化コミュニケーションの理論およびコミュニケーション能力を養うにはどのような方法があるのかについて述べることにする。

9. 異文化コミュニケーション

1) コミュニケーション

　コミュニケーションの概念は、複雑で多岐にわたる。コミュニケーションをプロセスとみる見方が主である。基本的には二つの派に分けられる。一つは「ある人が他の人に何らかの意味を意識的に伝えようとする」のがコミュニケーションであるという見方である。もう一つはさらに広義で、コミュニケーションを「人の行動を変えるために刺激をおくるプロセス」としている。これらの定義は意図性を主としているが、メッセージが非意図的に送られる状況を包括していない。そのため、Jurgenは、コミュニケーションの定義を「人が人に与えるすべてのプロセスを包括するもの」とした。

2) コミュニケーションの過程と構成要素 (図6)

　人物Aは、メッセージの送り手の情報処理活動として、目的に応じて考えや感情を選択し、音声言語や表情、視線、ゼスチャーなどの身体言語も用いて記号化する。記号化されたAの考えや感情は、メッセージとなって相手の人物Bの主として視覚と聴覚で選択的に知覚され、神経系を通じて脳に伝達される。

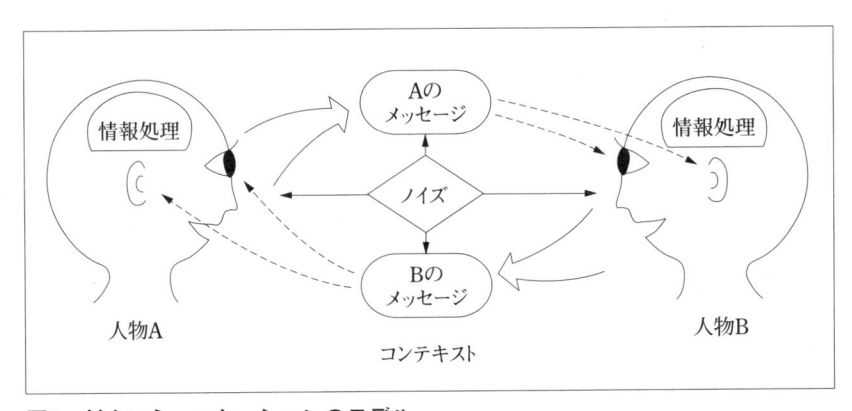

図6　対人コミュニケーションのモデル
　　（石井敏、他：異文化コミュニケーションハンドブック．有斐閣、1998より）

Bは、メッセージの受け手として過去の経験などを参考にしながらAのメッセージを意味付けし評価する。同様に、今度はBが、自分の考えや感情をAと同様に記号化し、Aに送る。正常な対人コミュニケーションは、両者が送り手と受け手の二つの役割を果たすことにより。円滑に展開される。コミュニケーションには必ずノイズが存在する。このノイズとは、コミュニケーションの活動の障害となるすべてのものを指す。たとえばその時に抱えている身体的・心理的問題なども含まれる。さらにコミュニケーションは必ず一定のコンテクストにおいて展開される。この場合のコンテクストとは、場面、状況に相当するものであり、物理的な場所だけでなく、社会規範や文化的特性も含むものである。

　以上からコミュニケーションの構成要素は、人物A、人物B、メッセージ、ノイズ、コンテクストである。(コンテクストの詳細はp58参照のこと)

　さらにコミュニケーション活動は参加者の数によってレベルに分けられる。第一は個人内コミュニケーション、第二は対人コミュニケーションで、一対一のもの、第三は3人から15人程度の集団コミュニケーションである。第四は、学校や社会のような組織で展開されるコミュニケーションで、第五は、一人のメッセージの送り手が多数の受け手を相手にする政治家の演説のような公的コミュニケーションである。第六のレベルは、一定の送り手が不特定多数の大衆にメッセージをおくるマスコミュニケーションである（以上石井[42]による）。

3）文化とコミュニケーション

　文化は既述したコミュニケーションの構成要素を規定する。人間は、コミュニケーションによって文化を学習し、文化を通じてコミュニケーションする。文化が異なる人々の間のコミュニケーションが困難になるのは、自文化と異文化のコミュニケーションを構成する要素の相違等から生じると考えられる。そこで、異なる文化背景の人々のコミュニケーション要因、文化間相互理解を促進するためのコミュニケーション技法に対する知識とコミュニケーション活動の実践が異文化適応を円滑にするための鍵である。

4) 異文化コミュニケーションの定義

　異文化コミュニケーションといっても基本は、既述した構成要素からなるもので、特別なものを意味しているわけではない。しかし、異なる文化背景の人々の間のコミュニケーション活動であるため同質の自文化間コミュニケーションよりもコミュニケーションに影響する因子が複雑になってくるため注意が必要である。ここでは石井による定義を記す。異文化間コミュニケーションとは「文化的背景を異にする人たちが、メッセージの接受により、相互に影響しあう過程」である。

5) 異文化コミュニケーションの過程

　図7の異文化コミュニケーションモデルは、基本的には図6の対人コミュニケーションモデルと変わりはないが、コミュニケーションの過程の各段階において文化の影響がもたらす困難点も考慮したものである。右側は、中国文化を

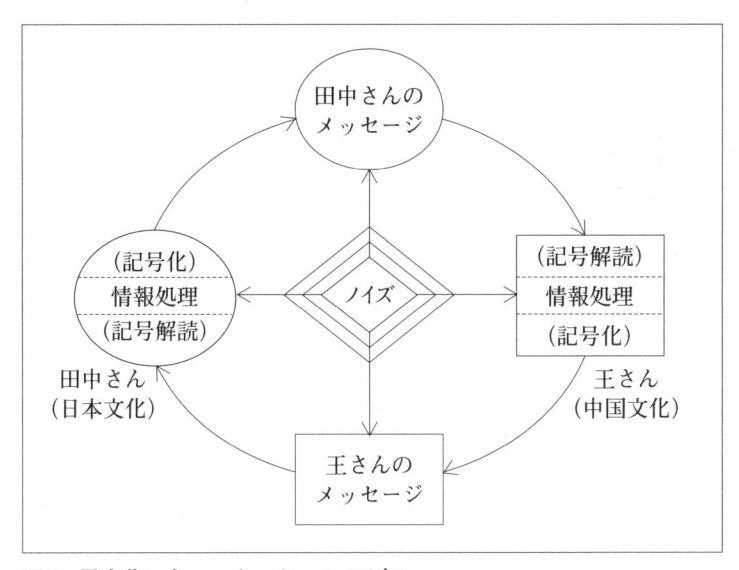

図7　異文化コミュニケーションモデル
　　　（石井敏、他：異文化コミュニケーションハンドブック、
　　　　有斐閣、1998より一部改変）

背景とする王さんである。左側は日本文化を背景とする田中さんとする。田中さんは、日本文化の中で育ち学習した価値観、判断、感情の様式、日本語の言語的非言語的メッセージなどの影響をうけながら、自分の考え、感情等を記号化する。このとき同時に相手の王さんの文化を意識しながら、伝えるべき内容を選択し、使用する言語の選択と顔の表情、ゼスチャーなどの非言語的メッセージを確定する。王さんは、中国文化をとおして学習した価値観、判断、感情の様式、言語および非言語的メッセージに基づいて、田中さんのメッセージを解読する。この後に王さんは中国文化の影響を受けながら、田中さんに自分の考えを記号化して伝えなければならない。このような過程をくりかえしてコミュニケーションは進行していくが、実際には各段階で予想のつかない事態が起こったりする。文化的背景に共通点が多いほど、相互の理解度は高くなる。反対に両者の文化的背景の相違が大きいとさまざまな誤解や困難が生じる。

6) 異文化コミュニケーションに影響する要因

①自文化中心主義

　自文化中心主義とはサムナーが最初に用いた概念で、「自分の属する文化の価値観を唯一の基準として、他の文化の価値観などについて判断すること」である。文化は学習されるという側面をもつので、最も慣れ親しんだ文化に対する理解度が高くなる。これは当然のことであり、誰にも程度の差はあれ自文化中心主義的な考え方が存在する。自文化中心主義の度合いが高いほど多文化との摩擦は増加する。

　自文化中心主義には、多くの例があるが、世界地図がよい例である。日本で作られる世界地図は日本が中心であるが、米国で作られる世界地図は米国が中心である。ヨーロッパ諸国の場合はヨーロッパ大陸が中央である。それぞれの国が自国を中心に考えている。

　杉本によれば、日本の自文化中心主義は、「一番」でなく、「日本は特別である」という感情であると述べている。ここでいう特別とは、「他の国と質を異にした特殊性」を指す。さらに次にあげる4つの特徴がある。第一に、すべての日本人が共通の特徴をもっている。第二に、日本ではその特徴の多様性がほ

とんどない。第三に、日本文化の特徴は他の文化（特に西洋）には、ほとんど存在しない。第四は、文化の歴史的背景と無関係にその特徴は古来から日本に存在しているという。

参考までにアメリカの自文化中心主義を代表する考えは、「米国が世界中で最も素晴らしい国である」という愛国心と自信に満ちた信念である。米国が各国を評価する際には、米国の水準を基本とする。

自文化中心主義と対立する概念は、文化相対主義である。これは、すべての文化間には優劣はなく、それぞれの文化に独自の価値観や考え方があるとする考え方である。この考え方では、異文化に接触して異なる習慣に出会ったときでも、相手の文化を認め尊重するというものである。

②信念

信念とは、継続して何かを強く支持し信じることである。一般的に人間は意識していないかもしれないが、日常生活も含めて何らかの信念を持って生きている。チャールズによると信念の特質は、以下のようになる。

第一に、大部分の信念は学習によって習得される。親、兄弟、先生、友人などから影響をうけながら学習される。第二に、信念を持つことに根拠や証明は不要である。たとえば、肉は体に害があるから、食べないという人がいてもこれを統計学的に証明する必要はないのである。第三に、信念は意識的、無意識的に存在する。時と場所に応じた服装、食生活、会話法、社会の構造などはすべて幼少時に無意識に親から学習した信念である。

③価値観

同じくチャールズによれば、価値観とは順位づけられた信念である。一次的価値観、二次的価値観、三次的価値観…というように階層的に順位づけされる。一時的価値観とは、信念を貫くために生命をかけるような価値のものである。場合によっては殺されたりすることもある状況をさす。二次的価値観とは、重要ではあるが、生命をかけるまでにはいかないものである。毎日1杯の赤ワインが、循環器系の疾患の予防によいと信じて飲んでいるというような行動をさす。三次的価値観とは、日常生活で行動を無意識に選択する際の基準になって

いるものである。たとえば、今日の献立を何にするかなどがこの例である。
　価値観は、加齢とともに変化していく。人生の終末期になると「死」も含めた価値観へと変化していく。
　価値観とは、何がよいか悪いか判断する基準で、日常生活での行動のルールをきめるものでもあり、文化のメンバーを拘束している。

④コンテクスト（文脈）
　コンテクストとは、コミュニケーションが生じる物理的、社会的、心理的、時間的な環境をすべて指す。ホールは、コンテクストと異文化コミュニケーションとの関係を最初に研究した学者である。彼は、文化を「高コンテクスト」と「低コンテクスト」の二つに大別した。
　高コンテクスト文化とは、人々が深い人間関係で結ばれていて、情報は広くメンバー間で共有されている。内容の大部分が表面的なコミュニケーションの裏の示された情報であり文化、言語的メッセージは二次的なものである。メッセージの送り手は、相手がメッセージの背景を十分に理解できるだけの能力と情報をもっていることを前提としている。「一を聞いて十を知る」という表現は高コンテクスト文化の特徴をよく表現している。高コンテクスト文化は、建前と本音があるような文化をさし、代表は日本である。このような文化は、変化に対する抵抗力が強く、特定な行動規範が伝統的に継承されていくことが多くなる。
　低コンテクスト文化とは、個人主義が発達し、情報やメッセージは言語を通して伝えられる。メッセージの受け手は、憶測などで判断せず、言語メッセージをストレートに受け取り解釈する。高コンテクストの文化では些細な表情の変化に意味を求めることが多いが、低コンテクストの文化では、表情の変化や態度の変化はほとんど問題にならないし理解できない。低コンテクスト文化の代表はアメリカである。コミュニケーションの際には、明確な言語を選択し相手を説得しなければならない。低コンテクスト文化は、人と人を結びつける作用が少なく、変化しやすく永続性に乏しい。言い換えると、高コンテクスト文化では、言語の使用は極力抑えられていて、その代わりに顔の表情やゼスチャーなど他の非言語的因子を考慮しながらメッセージを理解し、低コンテクスト

文化は、コミュニケーションに際し、言語そのもののメッセージを適用し、非言語的メッセージはほとんど役割を果たさない文化である。

背景が高コンテクストの文化の人と低コンテクストの人が異文化コミュニケーションすると、高コンテクストの文化の人は、不安のために相手に関する情報をできるだけ収集し、多様な解釈や推測をたてる傾向がある。

⑤文脈化

文脈化とは、種々のコミュニケーション技法を用いて対人関係を円滑にするために意図的に対人関係を操作することをさす。これは、対人関係が密接になりすぎるのも防ぐ作用がある。

高文脈化：親密な対人関係を構築したいときに用いる技法である。苗字をよぶ代わりに「・・・ちゃん」などと呼ぶ。個人対個人ばかりでなく、小グループの団結の促進などにも効果がある。

低文脈化：対人関係の心理的距離をとるために使用される技法である。愛称でなく「・・・さん」とよぶようになると、親密であった関係も徐々に疎遠になってくる。

⑥ステレオタイプ

ステレオタイプとは、ある対象を固定的イメージで捉えることである。たとえば、アメリカ人と聞くと、朝食はシリアルで、毎日肉を食べていて目が青いなどとカテゴリー化することである。しかし、ウオレスによれば、ある文化の一定のカテゴリーを実質的にそなえているのは、28～37％のみであるという。ステレオタイプは情報の処理の各過程にも影響を及ぼす。チャールズによれば、同文化のグループ間では、好意的な内容のステレオタイプを使い、異文化のグループに対しては批判的なステレオタイプをする傾向があるとのことである。御堂岡は、人々の関心やステレオタイプに合致するニュースは迅速に伝達できると述べている。ステレオタイプに反するニュースである場合には、その背景や経緯を説明しなければならないため、伝達に時間がかかるからである。

⑦コミュニケーションスタイル

　異文化コミュニケーションに関係するスタイルは4つある。第一は直接―間接的話法、第二は詳細な明確な話法、第三は、親和的文脈的な話法、第四は機能的感情的話法である。

直接―間接的話法
直接的話法：言語を媒体として伝達する話法で、送り手のメッセージは明確で、受けて側の推測を期待しない。絶対的に、確かに、確実にという言葉の頻繁な使用で特徴づけられる。

間接的話法：予測や可能性を意味する言葉の裏に真のメッセージが存在する。多分、～かもしれない、恐らく～などが頻繁に使用される。

詳細な明確な話法
詳細な話法：冗長な表現が多い。形容詞を多く使用する。

明確な話法：最小限の言葉しか使用しない。効果的な「間合い」を重要とする。

文脈的親和的話法
文脈的話法：所属する社会的身分や地位がコミュニケーションで重要な要因となる。個人のメッセージというよりも「○○を代表して…と判断する」などである。

親和的な話法：社会的身分や地位の立場のコミュニケーションではなく個人的なコミュニケーションを大切にする。立場を超えた個人と個人の会話である。

機能的感情的な話法
機能的な話法：具体的な目的をもって会話する人。余分な話はしない。

感情的な話法：話し手は聞き手との相互関係を重視するため、いきなり主題に入らず雰囲気を整えてから主題にはいる。聞き手が中心の話法である。

⑧非言語的コミュニケーション

　非言語的コミュニケーションとは、言語的コミュニケーション以外のすべてのコミュニケーション手段のことである。

　実際のコミュニケーションでは、言語的コミュニケーションと非言語的コミュニケーションが複雑に絡みあっている。非言語的コミュニケーションが予想

以上に大きいことを数字で示した説がある。一つは、アメリカの文化人類学者であるハードウイッスルの説で、同じ文化圏の二人が会話するときには、非言語的コミュニケーション手段を用いたメッセージの量は、65〜70％にもおよび、言語的手段は30〜35％にすぎないというものである。もう一つは、アメリカの心理学者メラビアンの説で、非言語的コミュニケーションの方が、感情的なものや態度を伝えるとき言語的コミュニケーションより重要な役割を果たすというもので、｜感情の統計＝言葉7％＋声38％＋顔55％｜という数式をだしている。非言語的コミュニケーションの機能は、次の5つである。

・感情、態度、気持ちを伝えるのに非常に大きな役割を果たす。
・言語的メッセージと非言語的メッセージの内容が矛盾しているときは、本音は非言語的メッセージで表現されることが多い。
・非言語的コミュニケーションは、視覚、聴覚、触覚、嗅覚などの五感を用いて行われる。
・無意識的にメッセージが送られることが多い。
・言語的メッセージとともに使用され言語的メッセージを強調する場合と、音声が届かないときなど非言語的メッセージが単独で機能することがある。

　非言語的コミュニケーションが文化間の差異がなく普遍であるとする説もある。ダウインは、人と動物の身体表現は、遺伝的に受け継がれてきたものとしている。心理学者のエクマンとフリーゼンは、顔の表情のうち喜び、怒り、悲しみ、嫌悪、恐れ、驚きなどの表情は世界的に普遍性があるとした。

　しかし、同じゼスチャーでも国により意味が異なる例も数多い。たとえば、タクシーやバスを止めるとき、日本では手をあげるが、スペイン語圏では、手をやや下に向けて親指と人差し指をだす。OKサインは、フランスでは、「ゼロ」という意味で使われる。

　さらに、非言語的コミュニケーションは、文化と地域の違いだけでなく、男女差、年齢差、個人差などの要素でも変化し複雑多岐にわたる。

⑨教育

　宗教を除き他文化に大きく影響を与えるのは、教育である。ブリスリンは、異なった教育システムを背景とする人々が交流するとき、コミュニケーション

はその教育システムの相違の程度によって変化するとし、異文化間の教育を比較する際には、教育内容、学習文脈、学習方法、時間の使い方の4つの指標があるとした。

教育内容：必修科目は異文化間の教育を比較する際に有用である。正規の教育システムが確立されている国では、一般に同じ科目が教えられている。数学、科学、歴史、美術などはたいていの学校で教えている。数学の公式などは世界中で共通である。しかし、歴史は国によって異なった観点で教えられることが多い。日本の教科書をめぐる韓国や中国の反応はこのことを物語っている。また、某国では、「共産主義」教えている一方、他国では「民主主義」を教えているというようなこともある。異文化間の教育の優劣はつけることはできないが、異文化コミュニケーションの際にはこの教育が大きく影響する。

学習文脈：文脈内学習、文脈外学習に大別できる。文脈内学習とは、実際に学習することを直接体験することによって技術を学ぶことをさす。非西洋文化、発展途上国ではこの学習方法が主流をしめる。たとえば農業を学ぶ際に机上でなく実際に畑を耕し年長者に疑問をききながら学んでいく実地訓練的な学習法である。学習効果は即時に収穫の程度で表される。いわゆるペーパーテストは施行しない。文脈外学習とは、学習対象と直接接触せず、机上で学習することをさす。言語的コミュニケーションは、文脈外学習の要である。言語的に問題が生じると停滞してしまう。農業実習をしないで、農学の講義をうけペーパーテストをうける学生などがこの代表である。

学習方法：集団と個人にわけられる。集団の代表はもちろん学校である。皆の学習進度が等しいことを目標とする。これに反して個人は、ここの進度に合わせた学習方法をとるシステムである。最近日本でも、生徒の能力があれば飛び級できるシステムもできた。個人のシステムでは、時間の経過とともに学習の進度、理解度が大きく異なってくる。

時間の使い方：各文化の教育を比較する指標として週に学校で過ごす時間をもちいることがある。ただし、学校で過ごす時間が長いほどその国が教育に対して重きをおいているかに関しては単純には回答できない。教育は学校だけでなく社会全体として行われるものであるため家族キャンプなどの野外の学習も教育の一部であるからである。

⑩ホフステードの文化次元

　ホフステードは、ホールと並んで異文化間心理学の研究者の代表であるが、彼は、各国の文化的な特質を測定するためのアンケートを開発し40各国の言語に翻訳してIBMの職員を対象に分析した。その結果、文化を測定する4つ次元（権力格差、個人主義／集団主義、男らしさ／女らしさ、不確実性の回避）を報告した。

権力格差：平等主義に拮抗するものである。権力格差の高い文化では、社長と一般の社員の力の差は自然に発生し、企業における重要性も権力に比例すると信じられている。権力格差の低い文化では、生まれつき人と人の間には、力の格差はないと信じられ、身分の違いは力関係に影響しないとする。彼によれば、権力格差の高い国は、フィリピン、ベネズエラ、メキシコ、シンガポール、フランス、ギリシャ、イラン、日本である。権力格差の低い国は、アメリカ、オーストラリア、ドイツ連邦共和国、英国、スウェーデン、ノルウェー、イスラエル、オーストリアである。

個人主義／集団主義：世界の人口の70％以上がある程度の集団主義をとっているという。個人主義の特徴としては、集団のために自己を犠牲にすることを好まないことや、競争原理を重んじることなどがあげられる。集団主義では、個人の尊重は重視されず個人が集団のためにどこまで自分を犠牲にするかが問題となる。個人主義の代表国は、アメリカ、オーストラリア、英国、フランス、スウェーデン、ノルウェーであり、集団主義の代表は、日本、イラン、ギリシャ、フィリピン、メキシコ、シンガポール、ベネズエラである。

男らしさ／女らしさ：ホフステードによると男らしさは、自信、力、野心、業績、物をためこむこと、他人の世話をしないおよび金という言葉を特徴とする。同様に女らしさを象徴する言葉は、世話、慈愛、他者や環境に対する配慮、相互依存、同情であった。男らしさを重視する国は、日本、オーストリア、ベネズエラ、メキシコ、英国、ドイツ連邦共和国、フィリピン、アメリカ、オーストラリア、ギリシャであり、女らしさを重要とする国は、シンガポール、イスラエル、フランス、イラン、ノルウェー、スウェーデンである。

不確実性の回避：これは人々（文化）が、どのくらいの曖昧さを許容できるか

を定義したものである。不確実性の回避が高い文化は、可能な限り日常生活の不確実感を回避しようとする。具体的には詳細なルールを作ることなどがあげられる。この文化はリスクを恐れるため柔軟性にかける。反対に、不確実性の回避が低い文化では、考え方がラフであり、柔軟性にとみリスクを恐れない。不確実性の回避が高い文化の国は、ギリシャ、日本、フランス、メキシコ、イスラエル、ベネズエラ、オーストリアで、不確実性の回避が低い文化の国は、イラン、オーストラリア、ノルウェー、アメリカ、英国、フィリピン、スウェーデン、シンガポールである。
(これらはすべて1984年に発表された。)

10. 異文化コミュニケーション能力を高めるための基礎となる情報

　異文化コミュニケーションと異文化コミュニケーションに影響する要因などを記述してきたが、これらの基礎知識をもとにして、異文化コミュニケーション能力を高めるための要因を考えていきたい。まず、日本人の異文化交流史と日本人のコミュニケーション特性から考えていく。

1) 日本人の異文化交流史

　日本の社会、文化に大きな影響を与えた歴史的な異文化接触としての事件は、仏教伝来、鉄砲・キリシタンの伝来、幕末・明治維新の西欧文明の到来、敗戦後のアメリカ文化との接触の4つである。

仏教伝来：百済から538年（522年という説もある）に到来した。到来した仏教は「漢訳の仏教」である。日本人にとっての仏教の習得は言語の習得を含む中国文明の習得であった。帰化人、遣唐使、遣隋使、留学僧、留学生たちが大陸の経典、書物、建築技術、さまざまな情報を伝えた。平安、鎌倉時代は、中国文化をとりいれながらも独自の日本文化が育ってきた時期である。

　元寇は日本人に異文化の存在を強く印象づけた事件と言われている。

　室町時代は、天竜寺船、倭寇、日本人町など日本人が海外に積極的に出て行

った時代であった。

徳川時代には、キリシタン対策もあり、仏教は国教となった。明治になってから仏教は神仏分離、排仏棄釈にあい異教となる。昭和の終戦までは、神主仏従であった。

鉄砲・キリシタンの伝来：1543年に鉄砲が伝来し、1549年にはフランシスコザビエルが、日本にキリスト教を伝えた。宣教師も多数来日し、南蛮寺、修道院が建てられ「聖書」も翻訳された。豊臣秀吉は1587年に、キリシタン禁止令をだし、徳川幕府も同様に禁止令をだし、ポルトガル船の来航も禁止し鎖国時代が始まる。

黒船の到来：1854年アメリカ船（黒船）が浦賀に到来し、翌年鎖国時代の終結を迎えた。明治時代は、使節団を欧米に送り、欧米諸国の制度や文物の視察を行い、文明開化の時代を迎えることになる。

敗戦：戦後は、アメリカの影響をうけながら民主主義の道を歩んでいく。

2）日本人のコミュニケーション特性

①謙譲的コミュニケーション

　手塚らによれば、日本人は、特に日本語が使えない状況になると、コミュニケーションを持続するまえに、面倒くさかったり大変だという考えがさきにたち、コミュニケーションを降りてしまう傾向があるという。遠慮と察しから、言わなくてもわかりあえる関係を求めている傾向もある。察しを求めていることは甘えにもつながる。日本人同士では、特にこちらがあわせれば相手もあわせてくれるという思いが働く。日本人は相手の反応をみながら自分の対応を考えていき、自己主張を控える傾向があるという。

　北出によれば、日本人の理想的な対人関係は気のおけない関係であり、このコミュニケーションの特徴は、二人の意識的努力を介さない心地よい相互的コミュニケーションであると述べている。これは、同じ文化圏どうしであっても到達するのは容易ではない関係である。まして異文化間コミュニケーションであれば、特に初期の段階では困難である。パーティなどでも、日本人は知り合いどうしで固まってしまうことが多いが、これは新たな対人関係を形成するこ

とを考えると望ましいコミュニケーションスタイルではない。

②**あいまい性**
　遠山によれば日本人のコミュニケーションは、自己中心と他者中心という2つの中心を同時並行的に矛盾することなく一元化する両立型コミュニケーションであると述べている。これは、大陸社会で主となっている二者択一的なコミュニケーションとはかなり異なっている。両立型コミュニケーションは、自らを弱者に置く傾向がある。コミュニケーションの際には、弱者の位置まで下りていることを強者に伝える。島国の追い詰められた「背水感覚」と孤島であるという非主流意識から生じたものであると報告されている。海外からの渡来者（物）は、土着よりも上位に位置づけられ外来の優位性が定着していったという。これにより日本文化は融合型文化というよりも多種併存文化の特徴をもつようになった。このためコミュニケーションにもあいまい性が生じ、多文化からは、わかりにくさを指摘されることになった。

3）日本人の異文化間対人関係の課題
　はじめから相手が察してくれるだろうと期待せず、主として言語的コミュニケーションを屈指して自らの意図をしっかり伝えていく努力が必要である。この努力を持続することで、よりよい対人関係が結ばれる。

11. 適応の条件

1）自立した個人であること
　基本的に精神的に安定した個人であることが重要である。自分に余裕がなければ、異文化の新しい生活習慣や文化などを受容できないと考えられるからである。一人でも疎外感や孤独感におちいらずに楽しんで時間をつかうことのできる能力も必要である。自立した個人であるための要素を述べてみる。

①身体的な健康
　風邪をひいただけでも、気分がすぐれないことはよく経験するところである。心理的に新しいことを受け入れるには、身体的な健康は不可欠である。普段から身体管理ができていることが適応につながる。また、身体的に健康であれば、過酷な気象条件であっても疾病に罹患しにくい。

②精神的な健康（柔軟性と包容力）
　記述したが、精神的な疾患の既往歴があったり、治療中である場合には環境の変化がひきがねとなって再発したり、悪化することがまれではない。疾病の程度にもよるが、ある程度自己管理できるレベルにまで軽快していないと適応は困難である。精神的健康のなかには心理的に成熟していることも含まれる。自己中心的であったり、依存性が高い性格である場合には、柔軟性にかけるため不適応におちいりやすいし。周囲にも迷惑をかけてしまう。

③経済力
　さまざまな事情で人々は海外にでかけるが、最低限の経済的基盤は不可欠である。自分の心身の健康を維持できる経済力は必要である。

2）コミュニケーション能力

①言語的コミュニケーション
　相手との共通言語にある程度習熟していることが望ましい。相手の話がわからないと被害的に解釈してしまうこともあり、精神的におちこんでしまうこともある。日本人のコミュニケーション傾向として暗黙の了解や察しがあるが、異文化間のコミュニケーションにおいては、まず言語的に明確に伝えられる能力が求められる。

②興味と好奇心
　異文化では、これまで見たことや聞いたこともないものに遭遇したりする。これを興味の対象としてとらえ好奇心をもって眺められることができたら異文

化で生活していけるモチベーションのひとつにもなるため重要である。

③相手は自分と違っていて当然という心構え
　同文化間のコミュニケーションであっても、自分の常識であったことと異なる体験をすることもある。異文化間のコミュニケーションでは、自分と共通している事の方がまれであるという認識をもつと、腹も立たず冷静でいられる。

④相手国の情報を積極的に収集できる能力
　赴任の前には、できるかぎり任国の情報を収集しておくことが望ましい。生活習慣の差などが前もってわかっているだけで気持ちが安定する。相手国の言語に関しても日常の挨拶や数字の読み方などは最低限学んでいくことが望ましい。

3）自分を知っていること
　自分の能力や性格、健康などについて過信することなくありのままに理解できる能力を意味する。これは異文化間のコミュニケーションのみに重要でなく一般の対人関係でも必要な要素である。これまでの自分がどのように物事に対処してきたか、対応のスキルが自分なりに学べてきていると適応が促進的になる。

4）たとえ失敗しても恥ずかしいと思いすぎないこと
　他者からみると些細なことであるが、本人にとっては死活問題であるように深刻に考えてしまうことも多い。しかし、本当に死ななければならないような状況はめったに起こらないので、失敗をおそれないことが大切である。また、「わかりません」と質問をすることにためらいのある人は多いが、わからないことを明確にしていくことがコミュニケーション上は重要であるので、躊躇せず聞いていく積極的な姿勢が必要である。

12. 再適応と逆カルチャーショック

　海外に赴任しそれなりに任国で活動していても永住を目的とする以外は日本に帰国する日がかならずやってくる。任国で身につけたコミュニケーションスタイル、生活習慣などは帰国後もしばらくは続くことが多い。日本不在中に家族関係や会社の組織も変化し、場合によっては自分の居場所がなくなっていると感じることもある。ちょうど異文化に入っていった時と同様の感覚になることがある。これは「帰国・復帰カルチャーショック」もしくは「逆カルチャーショック」と呼ばれる。上原は、日本とアメリカのそれぞれ留学していたアメリカ人と日本人はそれぞれ同様の逆カルチャーショックを受けると報告している。ショックの原因は、アメリカ人の場合は個人的なものに起因するが、日本人の場合は社会的文化的なものに起因することが多いという。また、特に日本人は帰国後女性に不適応が多くみられるが、その原因は、アメリカの社会が男女平等で自由に発言できていたのに、日本に帰国してみるとまだ男女の役割が固定化しているために逆カルチャーショックに陥ってしまうと述べている。

　筆者は国際協力機構（JICA）などで、青年海外協力隊の派遣前から帰国後までの期間、隊員の精神衛生の相談などに対応しているが、帰国後の逆カルチャーショックの相談もまれではない。参考までに簡単に事例を提示する。

　青年海外協力隊は、開発途上国への技術援助などを目的として、毎年約2,500人が海外でさまざまな職種で活動している。2005年2月28日現在派遣国数75、派遣総数25,553名（男性15,500、女性100,535）である。途上国への派遣期間は数ヵ月〜2年で、任地の人々と同様な生活をしながら種々の分野で協力活動を行っている。。

事例1：アフリカで、看護婦隊員として活動を終了し日本に帰国した。帰国してみると日本は物質があふれていて、飲料水も自分で川の水を沸かして飲んでいたアフリカとの違いにとまどった。また、まだ十分着られる洋服や家具、電化製品なども無造作にすてられていて、物質主義に汚染されていると感じこれから日本でやっていけるのかどうか不安になってしまった。人が多すぎてどのように人ごみを歩いてよいのかもわからなくなり閉じこもりがちになってしま

った。
事例2：帰国後2年ぶりに友人と会った。友人にアジアでの隊員活動の話をしても何となくかみ合わない感じがした。大切な友人のひとりであったが、国際協力のことなどにはまったく興味がないようで、自己中心的にみえてしまった。相手との心理的距離を痛切に感じ、こんな日本でどうやって生きていったらよいのかと不安になり、食欲が低下し眠れなくなってしまった。
事例3：帰国後就職活動で、会社訪問をすることになった。面接の場面で、素直に自分の意見を述べたところ、面接官から自己主張が強く個性的すぎるので、会社員には向かないと言われた。自分では、普通に意見をのべただけなのにショックをうけてしまった。

　これらの相談例も、帰国後半年くらい経過するなかでは、日本の生活リズムにも慣れ浦島太郎状態も徐々に軽快し、ほとんどの隊員は再適応し、日本の社会に対しても赴任前より客観的にみることができるようになっている。

　日本の若者が海外のきびしい開発途上国で活動することにより得た異文化体験は貴重であり、彼らの経験を日本の社会が生かせるような体制がより強固になることが望ましい。

13. 不適応現象への対策

　異文化適応の条件や適応にリスクのある要因などは、これまでに述べてきた。適応の条件を満たしていてもこれだけでは十分ではない。不適応への対策を充実させておくことは重要である。

1）異文化適応能力が備わっているかの選別

　特に発展途上国などに赴任するさいには、派遣者に異文化適応能力が備わっているかどうかを見極めることがポイントである。心身の健康度に関するチェックが必要である。望ましいのは、実際に派遣される本人と専門家の面接である。面接が不可能な場合は自己記入式の質問紙法などが有用である。精神医学的には、現症と既往歴が重要である。質問紙法は、いくつかを組み合わせて行

うことがよい。筆者の経験ではMMPI（Minnesota Multiphasic Personality），CMI（Cornel Medical Index），MAS（Manifest Anxiety Scale），SRQD（Self-Rating Questionnaire for Depression）やECL（Egogram Check List）も参考になっている。

2）情報の収集と訓練

　派遣者にたいして、赴任前に任国事情と、精神衛生も含んだ任国で罹患しやすい疾患の説明とその対応などのセミナーを実施することが大切である。海外不適応の概念とその実態を説明し、十分な知識と対応を理解してから赴任することが望ましい。特に精神衛生の点では、誤った自己判断をとりやすい傾向があるためしっかり教育的指導をすることが必要である。語学なども赴任が決定したら学習を開始することが望ましい。青年海外協力隊では、派遣前に約3カ月の訓練期間が設けられている。合宿という集団生活は、それなりにストレスであるため、訓練のなかで心身医学的な問題が発見されることがまれでなく、自分自身を知るよい機会となっているとともにストレス対処法なども学べるため有意義な訓練となっている。

3）任地での不適応への対応

　望ましいのは、任地に精神衛生の専門医やカウンセラーが顧問としてかかわっている体制である。しかし、現実的には身体疾患の場合は発展途上国でも対応可能である病院や医師が存在するが、精神科の専門医は途上国ではその存在自体があやうい状況である。筆者は、青年海外協力隊員の精神面での相談をうけているが、方法は国際電話である。海外駐在員を多く派遣している企業は、緊急時の対応や国際電話相談や巡回指導を行っているところもある。メンタルヘルスに関する相談は言葉の問題もあり任地に専門医がいても受診が困難であることが多い。このような状況のなかで不十分ではあるが在外邦人のメンタルヘルスサービスを行っている組織もあるので、述べておく。

① 日本でのサポートシステム
1）海外勤務健康管理センター

労働省、労働福祉事業団により海外赴任者の健康管理を促進することを目的に設立された。海外からの相談はFAXで応じている。(Tel045－474－6098)
2) 海外法人医療基金
　基金に加入している会員企業の従業員が対象である。海外での日本人会診療所などの設立、運営にかかわっている。(Tel 03－3593－1001)
3) 精神保健福祉センター
　各都道府県に設置されている。海外からの相談にも対応可能と思われる。栃木県の精神保健センターは大西医師を中心に多くの海外からの電話やFAXによる相談があるとのことである。
4) 多文化間精神医学会
　1993年に、異文化ストレスが関与する精神医学的現象に対する研究と実践活動を行うことを目的に設立された。海外留学先のサポート体制にかんする情報が豊富であるとのことである。
多文化間精神医学会事務局（Tel 023－633－1122)

②海外でのサポートシステム

1) 外務省による援助
　日本人が海外で緊急事態となった場合は、地元の大使館や領事館に援助が求められる。「邦人保護」の立場からなされている。しかし、医療的介入ではなく家族との連絡や地元の医療機関を紹介するなどが主であり、治療ではない。医務官が配置されている場合は治療的介入も可能であるが、精神科専門の医務官は少ない。
2) 日本人の精神科医によるクリニック
　世界のいくつかの都市では日本人の専門医によるクリニックが開かれている。
　　①パリ
　　　太田医師によるパリ邦人相談室は、ヨーロッパを中心にアフリカ圏の相談も受けている。太田医師はパリの精神科医療機関（サンタンヌ病院）と日本大使館、日本人会と密接な関係を築き上げ系統的な邦人援助体制を作り上げた。

パリ邦人医療相談室（Tel パリ 45 − 33 − 27 − 83）
②ロンドン
　邦人向けの診療所は5箇所あるが精神科はない。緊急時はNHS（National Health Service）を利用するしかない。しかし、留学中の精神科医を中心に邦人内科医との連携を行い治療的介入も行っている。留学中の日本人医師は診療の資格がないことが多くアドバイスはできるが本格的な治療構造をとれない。（資格をとるためには試験が必要である。）
③ニューヨーク
　1982年にアジア系メンタルヘルスクリニックの日本支部としてニューヨーク州の基金で日米カウンセリングセンターが設立された。1985年にニューヨーク市の精神衛生局の管轄下におかれ現在に至っている。日本人に有用と考えられている相談機関があるので、記しておく。

在NY日本国総領事館（Consulate General of Japan）　　　Tel 212 − 371 − 8222
NY日系人会（Japanese American Association of NY, Inc.）　Tel 212 − 840 − 6942
JASSI（Japanese American Social Services, Inc.）　　　　Tel 212 − 255 − 1881
日米カウンセリングセンター　　　　　　　　　　　　　Tel 212 − 787 − 7741
ベタービジネスビュロー　　　　　　　　　　　　　　　Tel 212 − 533 − 6200
JAWS（Japan AIDS Workshop Series）　　　　　　　　　Tel 212 − 620 − 7287
VLA（Volunteer Lawyers for the Arts）　　　　　　　　　Tel 212 − 319 − 2910
アメリカ生活110番　　　　　　　　　　　　　　　　　Tel 212 − 869 − 0110

④バンクーバー
　1986年留学中の精神科医野田らを中心に日系コミュニティでの「精神保健相談」が開設されとことを契機に1990年には、バンクーバー総合病院の中に「日本人精神科外来」が実現した。治療を目的とする外来である。
バンクーバー総合病院　日本人精神科外来　Tel 604-875-4115
　海外での邦人に対するメンタルヘルスの援助機関は、以上のように限られた世界の大都市を中心としているため、サポート体制は十分であるとはいえない。現実としては日本人会の診療所の内科医が患者を診ることもあるため、一般内科医がメンタルヘルスの知識とその対応法を積極的に習得できるような制度ができることを望む。

③問題が生じたときの具体的な対応
1) 緊急帰国
　適切な治療者が見つからないときは、緊急に日本に帰国し治療をうけることが望ましい。ただし、飛行機に乗っているあいだなどに不穏状態が予想される場合は、付き添いが必要であるし、場合によっては薬物（抗不安薬や抗精神病薬など）も必要である。筆者が知る限り発展途上国であっても、種類は少ないが精神科関係の薬物は入手可能である。日本帰国の際に本人の精神状態が悪化する可能性があると考えられた場合は任地の医師に薬物を処方してもらい服用の仕方の指示を得たうえで使用したほうがよいこともある。治療施設があっても言語の問題もあり飛行機にのれるレベルの病状であれば帰国を選択したほうがよい。
2) 緊急移送
　病状が重く、緊急治療が必要であると判断された場合は、医師、看護婦の付き添いの元で対症療法的に治療をうけながら緊急帰国する。重症の身体疾患の移送と同様の体制である。この移送を専門に行っている会社がある。日本からの医師の派遣が困難なときに利用される。Europe Assistance などがその代表の会社である。
3) 任地での治療や入院
　重症で移送が不可能な場合は任地の病院に入院する。この場合の治療目標は、日本に移送が可能になる状態まで回復させることである。言葉の壁もあり意思疎通が難しいことが多い。南米では、日系の病院や日系の精神科医を受診することが可能であるが、日本語であっても微妙なニュアンスの違いがあり、コミュニケーションが必ずしも円滑とはいえない場合もある。医師の教育レベルも国によって異なるため日本と同様の治療を期待しても無理なことが多い。

異文化ストレスその実際と癒し方
(青年海外協力の事例から)

現地の人々に溶け込んで活動する協力隊だからこそ、赴任当初の隊員たちにとって異文化の壁は思いの外高い。ではどんな問題に直面しがちか、国や職種を越えて起こりがちな幾つかのケースを紹介することにした。複数の体験談を一つのケースとしているものもあり、国名等の表記はあえてしない。(『クロスロード』とは青年海外協力隊の月刊誌である)

異文化ストレスの症状と現れ方

1) 派遣国での隊員たちのほぼ全員がストレス体験者

　隊員が書く文章からは不思議なほど悩みごとや苦しみが読みとれない。それでいて、隊員たちからは『クロスロード』には失敗談や活動の苦しさを伝える記事が少ないと苦情が寄せられる。

　なぜ苦労を隊員たちが書かないか、書き出したらきりがないからに違いない。協力隊の2年は、派遣国での人間関係が概して日本より濃いこともあって、何気なく日本で生活している10年分に相当するとさえいわれる日々だ。苦労や悩みのない隊員はそれこそ皆無なはずである。特に赴任して半年ぐらいまでは、人にはもらさないまでも、内面の葛藤は大変なものだろう。

　訓練中に「行ってから3、4ヵ月はかなりしんどいはず、肩に力が入っていればいるほどストレスにさらされたりしますよ」と対処法も伝授しているのだが、やはり現場に行かねばわからないことも多い。

2) ストレスは必ず身体に症状が出ます。そのサインを見逃さないように

症例1　現地食が食べられず、とうとう日常生活でダウン

蛇口を捻るとお湯が出る、スイッチを入れるとテレビが見られるという日本の生活から、現地訓練はどうやらこなしたものの、無線機一台を持って、配属先の出迎えの車で、首都から2泊3日がかりの任地に出向いたとする。好奇心むくむく、アウトドア・ライフ大好きという隊員でも、一人になれば心細く、作り笑いもともすると凍てつきそうになる。

某隊員は、現地訓練1ヵ月で、現地食がすでに苦手になっていた。苦手どころではない、辛すぎて手が出ない状況になっていた。こんなこともあろうかと持参していたインスタントものをこっそり作ってしのいだが、それも底をつき始めていた。

彼の派遣国では、調整員が事務所のドライバー付きの車で順次隊員を配属先に送り届けてくれたのだが、胃も痛み始め、顔色も悪い。調整員も事情はわかるが、自炊も可能な個室が確保されているので、自炊でしのぐようにこまごま注意を与えて、いざ活動となった。

ところが買い物一つとっても、勝手が違いおっくうになる。電気コンロで感電するわ、何からなにまでうまくいかない。無線で調整員に毎日不安を訴え、活動どころではなかった。そして2週間でダウン。首都の隊員宿舎で休養の身となったのである。自分のふがいなさに悔し涙の数日間だった。しかし、先輩隊員が励ましてくれたり叱ってくれたりして、初心がよみがえり、新規まき直し配属先に戻った。

さぞだらしがない日本人と責められると思いきや、こころから心配してくれる上司に、感激。自炊のコツをようやくつかめるようになり、1ヵ月後には、職場でも笑顔が出るようになったとか。現地食、あなどるべからずの例である。

症例2　暑い国でも、高地は寒い。憂鬱さがこうじて‥‥

医学的にも気候不適応という言葉があるそうだが、協力隊ゆえのストレスとして暑さ・寒さへの不適応がある。なにしろモンゴルなどは首都ウランバートルの1月は氷点下25℃にもなるし、反対に年間を通じ25℃以上という国や地域も多数あるからである。猛暑が続く国への派遣の歴史は長いため、対応策な

どいくらか蓄積があるが、寒い国への派遣も始まって、この問題が表面化してきている。

不本意ながら任期を短縮、帰国となったあるOBは、暑いとされる国ながら高地に赴任、防寒への備えが不足していたこともあって、赴任直後から震えっぱなし。土日は隊員宿舎に逃避していたが、しだいに遅刻が多くなり、配属先の同僚たちを大いに心配させることになってしまったそうだ。

「日本でも温暖な地域で育ったので、当時は寒さを防ぐ知恵も思い浮かばなくて。活動はやりがいあったのに、自分が情けないと思ってしまい、そのうちに誰にも顔を合わせたくなくなって‥‥。後から思うと、自分でも病気じみていたと思います。」

「それを耐えるからこそ協力隊」と歯がゆかったが、周囲へ迷惑をかけていることに気づき、半年あまりで帰国を決断したという。今も寒いのは苦手、彼はやはり生理的に寒さに不適応なタイプだったのだろう。

症例3　イグアナにギョ！ハエや蚊の多さにも参った！

アフリカの某隊員の話。彼も現地食が食べられず、そこへ持ってきて活動開始1ヵ月で、マラリアに罹ってしまって、ダウン、みるみる痩せてしまった。

本人の反省の弁だが、自分でも意外なほど、神経質で小心者だったことに気づいたとか。官舎の一室を住まいに与えられたのだが、引越初日、引き出しを開けたら、イグアナが‥‥。「ぎゃっ！」とそのまま閉めて、次の段を恐る恐る開けると、また「ぎゃっ！」。とうとうどこも開けられなくなったそうだ。

このイグアナ、蚊を食べる習性があるので退治してはならなかったようだが、持って行っていた煙の出る強力殺虫剤で退治してしまった。

出される食事に群がるハエにも、ゾッ！

結局1年経たぬうちに、数度もマラリアに罹ってしまった。

活動は村の人を集めて、現金収入確保のための物作り指導。のんびりした人々に囲まれて、けっこう人気者にもなったのだが、独身の彼に次々と結婚打診の大攻勢がかかり、これも真面目な彼には大きな負担となった。娘をいや姪をと毎日のように同僚が女性を連れては彼を口説きにきたのだそうだ

現地食にようやく慣れたのが1年経った頃。めきめき体力もつき、複数の村を担当するところまでこぎつけたという。販売ルートの確保など苦労は続いたが、反省は、言葉のことばかり心配して、現地の生活事情や村の人々への想像力がまったく欠けていたことを挙げている。自分がこれまでも好き嫌いが多く、親たちからも再三注意されていたことも、現地で思い出す始末。

協力隊で、活躍するにはまず健康でなくちゃ、それが後輩への忠告。

症例4　なんで？聞いていた話とぜんぜん違う

「ミスマッチ」という言い方が登場するが、これは募集要項や要請背景調査に書かれている活動が実際に現場に入ってみると、あまりにも違っていたという場合に使われている。ことの深刻さもあって、事務局あげて改善に力を尽くしているが、まだ皆無には至っていない。

あるいは文書で想像していたような仕事ではなかったという場合もあるだろう。こうした場合、職歴もあり技術的にも高く日本でバリバリ働いてきた人ほど、これでは自分の技術を生かせないと、打撃が大きいようだ。

「実は私も辛い時期がありました」とあるOG。やる気まんまんで配属になった職場で、与えられた仕事は数字を書き写せという、なんとも単純なもの。「こんなことをするために来たんじゃない、新しいものを作りたい、と思って、プランを出したのですが受け入れられず、結局、仕事がなくなってしまいました。そうなったとき、道は二つあります。一つは組織の中で歯車になる。もう一つは組織を出る。

そこで、組織を出よう、と私が思ったとき、ある先輩が『でも、歯車にならないと、大きく動かせないんだよ。そこから出ても空回りするだけじゃないかな。そこで上司の言うことを受け入れて動くことによって、何か動かせるかもしれないよ』と言ってくれたのです。その言葉で、私は自分なりに考え方を切り替え、組織の中で動くことにしました。最初の頃のやる気と言っても、実は「よし成果を出してやる！」みたいな自分中心のから元気だったような気もします。それが上司には嫌みに映ったのではないかしら」。

症例5　「ノー」とどうしても言えない、言いにくい！

『ノーといえない日本』という石原慎太郎氏の本があったが、「郷には入れば郷に従え」をモットーに出かける隊員たちにとっては、仕事のことならなおさら何ごとにも「ノー」とは言いにくいのが実状。だから食事に招かれるのが恐怖の的になってしまう隊員がいる。

日本人は、一般に外国人に比べるとどうも小食であるようだ。一緒に食事をすると、「食べろ、もっと食べろ」と、小食を真顔で心配してすすめる。残しては失礼だときれいにたいらげると、それがおかわりの合図だったりする国もある。

多くの国の料理は油っこい。こんなことが続くと、胃は痛むわ、便秘にはなるわで、冗談ではなく死ぬほど苦しいのだ。後になると笑い話ですむが、親切で言ってくれていることがわかるだけに「ノー」とは言えない。関係が壊れてしまいそうで怖いのだ。我慢すればぎくしゃくした気分になって笑顔も出にくくなるのだが。

しかしこれも時が解決することが多い。人間関係がしっかり結ばれ始めると、本音も言えるようになるからだろう。あまり我慢を重ねると、いわゆる「切れる」こともある。

症例6　隊員の家と知っての泥棒、ショック！

派遣国の人々は、日本人は誰もが金持ちだと思い込んでいる場合が多い。この不景気のさなかでも、今回のW杯サッカーの観戦料に20万円も払った人がいるという情報が世界中に広まるのだから無理もないことだが、隊員たちには迷惑な話。隊員たちが月々手にする現地手当ては、日本円にすればわずかなものだが、現地の人々から見ればかなりの高額だ。「いくら貰っているのか」しつこく聞かれて当惑する隊員も多い。借金の申込みも多いのが実状だ。

そんなこともあって、現地に到着してホテルに投宿直後泥棒に遭う隊員も少なくない。だから隊員の家は頑丈な鍵が幾つもかけられている。

それでも、泥棒が入る。どうやって？正々堂々鍵を壊して入るのだ。

「みんなやられてしまったことがあります。でもなぜかパンツだけ残していったんです。気の毒と思ったのかなと最初は考えたんですが、いや待てよ、これは汚いっていうんで置いていったのかもしれないと思うと腹が立って‥‥。なんで隊員と知っててと、やっぱりショックは大きかった」と某OB。

しかし彼はその後は、貴重品は隠して盗られてもいいものだけを出しておくようにし、少しぐらい盗られても大丈夫と、泥棒との根比べを楽しむことにしたとか。最後は笑い話となったが、これも現実なのだ。

症例7　新卒直行、幼く見られて技術力を疑われた?!

協力隊員は技術移転のために派遣されるのか、あるいは青年の国際交流なのか、二者択一で論じると答えがでない永遠のテーマになっている。しかし「技術移転」を先行させると、日本型、それも自分が知っている程度のものが金科玉条になり、現場が本当に何を欲しているのかに目が向かなくなる傾向がある。かといって、最近は行けばなんとかなるという風ではなくなっている。

新卒参加だったOBは、「当初ぽちぽち周囲に慣れていけばいいと思っていたのですが、若いというより幼く思われたようで、『これはできるか、あれはできるのか』とテストされてしまって、もう頭の中が真っ白。職場に行くのが怖くなってしまいました。バイタリティだけは誰にも負けないと思っていた僕が、自尊心がずたずたにされて、おろおろするばかりで夜も眠れなくなりました。

僕なりに考えたのは、隊員の位置づけが案外高くて、日本でいうと係長クラスになっていたのが原因かもしれないなということでした。僕が来る前にそんなお触れが職場に出ていたところに、来たのは言葉もろくにできない若造。それが原因かと思いは千々に乱れました。

帰国したほうがいいか、悔し涙とともに調整員に相談しました。調整員も心配してくれて、「早まるな」ということで、職場に一緒についてきてくれました。しょんぼりした僕に上司も驚き、『えっ？君とコミュニケーションをとろうとして、いろいろ聞いただけで、あれは意地悪じゃないんだよ』とのこと。荒っぽい歓迎だったというのです。ホントかなとは思いましたが、一件落着

僕も、年相応に謙虚に彼らに学ぶことにしたら、状況は本当に好転したのでした。

症例8　職員会議で、私の語学力について議題になった！

　参加する人がもっとも心配する語学力だが、「現地に着いたとたん、英語ができていなかったのに、なんで試験で落としてくれなかったの！と理不尽とは思いつつ、不安が大きくなって試験官を呪う心境だった」というのは英語圏に赴任した職業訓練校配属のOG。

　彼女の国では、現地訓練が1週間過ぎると、単独でバスを乗り継ぎ配属先を訪問、赴任のあいさつをし、住まいの手配などを改めて確認することになっている。バスの発着所は治安が悪く、ほうほうの体でバスに乗ったが、先方に着いたら、もうそれだけでくたくた。おまけに休暇中とのことで、訓練校は閑散としていた。

　幸いだったのは、所長が20年も前になるが、協力隊員と一緒に仕事をしたことのある方だったこと。

　しかし、聞き取れたのは半分、こちらの言葉は通じているのかいないのか、この日で彼女の動揺はまた一段と高まったそうだ。

　それから3週間、さらに英語に身を入れて本赴任、いざ授業も始まった。

　ある日、職員会議に出てくれと言われて出席すると、彼女の扱いについての話し合いが行われていたのだった。「何を言っているのかわからないが、どうすればいいのか」と。穴があったら入りたいとはこのこと。しかし、皆が彼女を責めている雰囲気ではないことは感じられたのだそうだ。むしろ彼女を心配しているようすが窺われたという。

　そして、彼女の面倒を見るという先生が現れ、泣き出した彼女を懸命に慰めてくれたのだった。

　とはいえ、技術力に疑いをはさむ同僚もいたりで、辛いことも多かったが、慕ってくれる教え子が増えてきて、「協力隊で来てよかった！なんて幸せなんだろう私は」と心底思えるようになったそうだ。

症例9　張り切りすぎて、現地同僚から仕事を奪うのかと誤解された

　協力隊の派遣国は、よく考えてみると当然なのですが、慢性的に失業率が高いのが実状です。教師や公務員は、大変な競争率を突破、あるいは大きなコネを使ってその職を得ていることが多い。

　隊員はボランティアといえども、彼らの同僚として教鞭を取ったり執務を行う。ある教師隊員OBは、ミスマッチということもほとんどなく、準備していったことも的中してまさに日々充実のすべり出しだったそうだ。

　「私は授業の準備も怠りなく、学生が喜びそうな面白い授業を心がけて大奮闘しました。もの珍しいこともあったんだと思いますが、いって3ヵ月もすると、私は学生たちの人気者になってました。『うーん、これぞ協力隊の醍醐味』といった具合で有頂天になってしまって、同僚の教師の気持ちなどまったく気にかけていませんでした。

　その同僚は、私に仕事を奪われ職を失うとまで思いこんだようで、ある日血相を変えて、『仕事を奪うな』と詰め寄られました。

　上司も間に入ってくれましたが、関係は修復できず、学校を移りました。

　最初は私自身腹が立ったり落ち込んだりしましたが、時間がたつにつれ、自分のやり方を反省させられました。同僚のサポーターになって、一緒に授業を作ることに専心すべきでした。私はOJT※というのでしょうか、後ろ姿で学んで欲しかったのですが、思い上がっていたんだと思います。次の学校ではその反省をふまえて、同僚を立てようと心がけました。

　事情も知らない内から張り切るものではないと、あれは今も痛切な反省点です」。

　　　　　　　※ On-the-job training　実地訓練。実際に働きながら仕事を覚えるやり方。

症例10　怒りまくっていた私、どうしたんだろうか

　隊員たちの多くは、日本ではこんな自分ではなかったはずという自分に出会う体験をするようです。

　次は、実際見るからにおとなしそうなOGの述懐です。

「私は思いやりには富んだ人間だと思っていたのですが、現地で活動をはじめて、しばらくは夢中という日々でしたが、ある日、怒鳴りまくっている私に気づきました。われながら『えっ？』という思いで、その晩はショックでもんもんとしてしまいました。それになんとなく自分の意地の悪さにも気がつき始めていました。一々考えていると自分の業務ができなくなります。仕事の上では責任があるから、能率よくやっていかなければなりません。

どうしてそうなるかじっくり悩む時間もなくて、自分で意識していないところでストレスが貯まり、わけもなく涙が流れてきたりして、最悪の日々でした。

そんなときに私を支えてくれたのが、家族からの励ましの手紙でした。そして、そんな私なのに、現地の人たちが心から心配してくれて‥‥、本当に嬉しかった。今でも当時を思い出すと胸がいっぱいになります。

結局あるがままの自分を認めることなんだと、だんだんと整理ができていきました。日本での自分はいい子ぶっていたんだと、今は思っています」。

症例11　現地の人々に対する生理的な嫌悪感が消せない

あるOGは、協力隊の2年がその後に生かし切れていないと悩んでいるが、それは活動そのものが消極的だったのからではないかと反省している。

彼女によれば「私のいた国は現地に着くとほどなくホームステイをさせてもらって、語学研修を受けることになります。池のようなところでの水浴びなどはどうにかついていけたのですが、家族となった人たちが、狭い部屋でも大声で喋り、土間のそこらじゅうに唾を吐き出したり、鶏の骨を噛み砕き、その残骸を平気でそこらに捨てる。またその汚い手で私のものに触れたり、ただでさえ暑さでべたべたしている肌に子どもが触ってくるのです。また体臭というか、家に漂うむっとするような臭いにはめまいがするほどでした。こんなことはわかって来たはずだと頭では分かるのですが、わぁ、嫌だ‥‥と、しばしば虫ずが走るような生理的嫌悪を感じる私がいました。

1週間がまんすれば、自分の下宿生活を始められるのだと、顔では笑顔を作っていたつもりですが、すっかり現地の人々に対して腰が引けてしまいまし

た。

　ずっと優等生であろうとしてきたんですね、私って。だから現地の人は気の毒で、どうにかしてあげる対象でしかなかったんです。ところがその生活ぶりに圧倒されて、手も足も出ず、結局活動もまあまあこうでいいか程度ですませてしまいました。今思うともったいない2年でした」。

症例12　就寝中に錯乱状態に

　今だから話せますが、というOGは、本当に自分では自覚できないまま1年もストレスをこうじさせて、ついには、隊員総会が開かれた晩、悪夢にうなされ、日本にいるのかどこにいるのかわからなくなるような幻覚にまで襲われたそうである。隊員宿舎で同期隊員と同室で寝ていたため、その隊員がただちに異常を察し、医療調整員のところにせき立ててくれたため、事なきを得たということだ。
　この彼女、再び海外援助活動に出ようと準備中ということで、そのことが後遺症とはなっていないときっぱり言うのですが、実はその幻覚体験すら目覚めると何も覚えていなかったという重症。

　「この配属先は隊員が来れば、何か援助物資が付いてくると思いこんでいたようで、前任者も大分悩まされたようです。そんなこともあって、もう後任は送らない方がいいと前任者は報告していたというのに、配属先はやはり隊員が必要だと要請を提出、結局私が行くことになりました。『今度の人は何か提供してくれる』と思ったようですが、私も前任者同様、いたずらな援助慣れには抵抗感があり、あれが欲しい、これが必要だという上司の話には乗らなかったのです。
　すると、前任者にも増して居心地の悪い環境になってしまいました。村に出るための車など、言を左右にして配車を認めなくなって‥‥」。
　彼女は社会経験もあり、嫌な上司はどこにでもいるものだと大して気にとめていないはずだった。それに活動で実際に相対するのは村の人々。村にいれば気持ちも落ち着き、成果も上がっていたのだ。

力があるだけに無理を重ね、愚痴すら言ったことがなかったそうだ。
　1ヵ月後配属先を変更して事なきを得たが、あまりの我慢は禁物というケースである。

症例13　隊員相互のつき合い、これが結構むずかしい

　政情が不安定な国では、どうしても治安状況がダイレクトに生活に響く。「私があちらへ行っていた時期は比較的政情が穏やかな時期でしたが、それでも私たちの生活は治安と常にリンクしていたので、いつも緊張を強いられていました」というOGの話。
　「そういうなかでは、隊員同士が密に連絡をとり、お互いに助け合わないと生活していけません。そこで、ともすると隊員連絡所がたまり場になったり、何かとつるむことにもなります。孤立しては大変だし、逆につるむのも大変、バランスのとりかたが難しいと思いました」
　また、協力隊が長年の夢だったというあるOGは、隊員でさえ、日本人同士でつるみがちなのは、信じがたかったという。
　「とにかく仕事のすべり出しも順調でしたから、やる気満々、隊員連絡所に行く用事があっても、活動のことばかり考えていて、他の隊員たちがくだらないおしゃべりに興じている気が知れませんでした。つい、言わなくてもいい忠告をしたりして反発を買ってしまったのです。私としては相互批判したりしながら、切磋琢磨するのが協力隊だと信じていたんですが。
　おかげで日本人と会う機会もめっきり少なくなって、言葉も上達、活動に打ち込むことができました」。
　寂しくなかったですか？との問いに、
「当然私と同じような考え方の隊員も結構いましたから、彼らとの友情は一生のものになりそうです。本来の協力隊はそうあるべきじゃないでしょうか」。

症例14　プライバシーが守れず、イライラ

　「私の任地の人々にはプライバシーというものがないので、大家さんたちが

勝手に部屋に入るわ、引き出しは開けられるわで、悪気はないとは思っても、当初は完全にノイローゼ状態になってしまいました」というのは某OB。

寝ていても起きていても誰かが部屋に入ってくる、外から見ているという具合。それにホッチキスとかボールペンなどがしばしばなくなるのだった。

ある日自分のヘアブラシを大家さんの息子が使っているのを見て、切れた！どう怒ればいいのかわからない。しかし相手も顔色を変えた彼には気がついたようだ。「どうしたの？」と無邪気に聞いてくる。「勝手に人のものを使っては困る」とようやく言ったら、「前の隊員は怒らなかった」とまた平然。

同じ任地の先輩隊員に相談すると、「彼らは白人にはそういうことをすると怒られると知っているので絶対にやらないのだけど、日本人は優しくておとなしいから、自分たちの流儀でいいんだと思っているのさ。自分がそれに慣れるしかないんじゃないの？まさに『郷には入れば郷に従え』というじゃない。でも、ちょっと目がとんがってきてるみたいだから、特効薬をあげようか」と言って、彼の知り合いの所に連れて行ってくれた。

その人は村の長老。先輩がわけを話すと、長老は「心配するな、私がやめるように言っておく」と言ってくれたのだった。しかし、あら不思議。某OBはその言葉を聞いただけで、胸のつかえが溶け始め、「大家さんには何も言わないでください。もう大丈夫です」ということになったのだそうだ。

その後触ってほしくないものには、「触らないでください」と書いたり、「借りたものは同じ場所に返しておいてください」と書いておくようにしたそうである。

症例15　異教徒としての日本人が遭遇する、イスラム圏の難しさ

どの国でもむずかしい点は多々あるのだが、イスラム教が国教となっている国は、われわれの常識では推しはかれない考え方や習慣がある。「郷にいれば郷に従え」といっても、多くの隊員たちが当初とまどいを感じている。

特に戒律の厳しい宗派の国々は、女性に対してもさまざまな制約を課しているし、イスラム圏では宗教的生活習慣を乱さないよう心掛けねばならない。配属先では、女性隊員でも日本のボランティアであるとの認識から気を遣っては

もらえるが、街中で時に腹の立つ経験をすることがある。

　よく耳にするのが、タクシードライバーから卑猥な言葉を投げかけられて、驚くより怖くなったという話だ。噂では、露出過度の女性が襲われたとか、服装に注意することが肝心。とにかく女性隊員たちは、危機管理に神経を配る毎日である。

　それにどういうわけか、東洋人は全部中国人に見えるらしく、隊員に向かっても、子どもたちでさえ「中国人、中国人」と現地の言葉でうるさくささやきかけるのだそうだ。中国人と間違えられて腹を立てるということも、ボランティアとしてはいかがなものか、このことは最後まで隊員を悩ませるようだ。

　ただ、いったん心が通い合うようになると、過剰ともいっていいほどホスピタリティに富んだ人々だとか。女性も家の中では大きな力を持っている。異文化中の異文化、イスラム圏の人々と上手く暮らせたら、恐いものなしといわれるゆえんだ。

おわりに

　多くの専門家の意見を参考にしながら異文化とメンタルヘルスに関して考察してきた。現在は海外といっても特別な人だけが行くところではなく、誰でも気軽にどこにでも行くことのできる時代となった。私たち日本人の真の国際性が問われる場面も多くなってきた。このような流れのなかで、異文化の理解と適応のテーマに関してよりいっそうの研究が必要であると痛感した。筆者の経験では、異文化不適応の症状が出現しても早期に適切に対応することによって、大事に至らないことも多いことを学んできた。今後はさらに海外との関連する仕事に従事する日本人も増加することが考えられるため、心身医学や精神医学の専門家には異文化ストレスに関する情報の収集と研究が求められる時代となった。

参考文献

1) 黒木雅子：異文化論への招待．朱鷺書房．1996
2) Skinner,B,F.:contingencies of reinforcement. Printice-Hall,Inc.玉城政光（監訳）．佑学社．1976
3) 佐藤方哉：行動理論への招待．大修館書店．1976
4) Triandeis,H.C.: Reflections on trends in cross-cultural research.Journal of cross-cultural Psychology, 11（1）：35-58. 1980
5) 田中靖政：現代日本の主体文化．講座現代の心理学8，文化と人間，小学館．1982
6) 田中靖政：主体文化の社会心理学，星野命（編）．社会心理学の交差路，北樹出版．1986
7) 江淵一公：バイカルチュアリズム形成のメカニズム．異文化間関係学の現在（星野命編），金子書房．1992
8) 渡辺文夫：異文化教育とその問題点　文化と人間の会（編）川島書店　1987
9) 渡辺文夫：対人行動Ⅴ，異文化接触における対人行動．中川大倫・山口勧（編），放送大学教育振興会．1989
10) 渡辺文夫：異文化教育の方法．渡辺文夫（編），現代のエスプリ　299：文至堂．1992
11) 渡辺文夫：異文化接触の心理学．異文化間関係の現在，星野命（編），金子書房．1992
12) 斉藤耕二：アカルチュレーションの心理学．中西晃（編）．創元社．1993
13) Harris,Philip R.,and Moran,Robert T.: Managing Cultural Differences.Gulf Publishing Co., 1979（国際商科大学国際交流研究所監訳「異文化経営学」ぺりかん社　1983
14) 角田忠信：日本人の脳．大修館書店．1978
15) 金沢吉展：異文化とつきあうための心理学．誠信書房．1992
16) 秋山剛：異文化における適応過程の諸側面と精神科治療の臨床的問題について京都大学学生懇話室紀要　21号：109-118, 1991
17) 秋山剛・五味渕隆志：異文化精神医学の展望．臨床病理　16巻3号：305-319,

1995

18) 秋山剛：異文化間メンタルヘルスの現在．こころの科学　77巻：14-22, 日本評論社．1998
19) 上田宣子：異国体験と日本人．創元社．1982
20) 荻田セキ子：文化（鎖国）ニッポンの留学生．学陽書房．1986
21) 荻野恒一・星野命（編）：カルチュアショックと日本人．有斐閣, 1983
22) 中根千枝：適応の条件．講談社．1972
23) 野田文隆：異文化接触とメンタルヘルス．異文化接触の心理学（渡辺文夫編），169-181, 川島書店．1995
24) 稲村博：日本人の海外不適応．日本放送出版協会．1980
25) 武田克之：脱毛症の基礎と臨床．Bull JOCD22．1990
26) 油井邦夫：円形脱毛症の発症要因と治療反応性．第34回日本心身医学会総会抄録号, 165頁．1993
27) 赤須玲子，他：円形脱毛症における自律神経機能についての新しい検査法と解析．西日本皮膚科　52：527-532, 1984
28) 石川俊男・宮城英慈・木村和正, 他：胃・十二指腸潰瘍の臨床病態と疫学に関する研究、厚生省精神・神経疾患研究委託費「心身症の臨床病態と疫学に関する研究」平成5年研究報告書：75-81, 1994
29) 中井吉英・福永幹彦・西井聡：NUDの心身医学的側面、Non ulcer Dyspepsia 協和企画通信, 118-128, 1992
30) Drossman DA,Thompson WG ,et al: Identification of subgroups of functionaldisorders. Gastroenterol Int 3　159-172　1990
31) 大森啓吉：過換気症候群，心身医療4：37-43, 1992
32) 山口道也：神経性咳嗽．心身医療4：1501-1506, 1992
33) 江花昭一・松野俊夫・鴨下一郎：心身症としての気管支喘息．心身医療：1159-1165, 1989
34) 永田頌文：気管支喘息における心理社会的要因，モダンクリニカルポイント心療内科（中川哲也・末松弘行編），126-127, 金原出版．1992
35) 日本心身医学会用語委員会：心身医学用語事典　医学書院　1999
36) 岡部俊一：慢性蕁麻疹，小児心身症とその関連疾患．（吾郷晋治編）271-275,

医学書院．1992
37) 吉田彦太郎：アトピー性皮膚炎，日内会誌　82：1672-1677　1994
38) 福永和豊：精神医学，金原出版．1976
39) 岩崎徹也・白倉克之・山崎晃資（牧田清　監著）：精神医学ノート．岩崎学術出版社．1984
40) DSM-Ⅳ　精神疾患の分類と診断の手引き，高橋三郎，大野裕，染矢俊幸訳，医学書院　1995
41) L.A.Samober,R.E. Porter,N.C.Jane 著：異文化間コミュニケーション入門．西田司，他　訳，聖文社，1983
42) 石井敏・久米昭元・遠山淳・平井一弘・松本茂・御堂岡潔編：異文化コミュニケーションハンドブック．有斐閣選書．1998
43) 石井敏・岡部朗一・久米昭元（古田暁編）：異文化コミュニケーション．有斐閣選書．1996
44) 佐藤信夫：記号人間―伝達の技術．大修館．1977
45) G.Hofusted ：多文化世界．岩井紀子・岩井八郎訳．有斐閣．1995
46) 川端美樹：自己文化主義と偏見．異文化接触の心理学（渡辺文夫編）．183-194，川島書店．1995
47) 手塚千鶴子：異文化間対人関係．異文化接触の心理学（渡辺文夫編），133-145，川島書店．1995
48) 21世紀にむけての異文化コミュニケーション：Charles B.Pribyl，ナカニシヤ出版．2000
49) 野田文隆：人知れず悩む海外日本人たち，異文化とメンタルヘルス．こころの科学77：39-43，日本評論社．1998
50) 大西守：在外日本人の精神保健．臨床精神医学　28：499-505，アークメディア．1999
51) 渡辺文夫：異文化の中の日本人．淡交社．1998
52) 渡辺文夫：心理学的異文化接触研究の基礎．異文化接触の心理学（渡辺文夫編）．79-91，川島書店，1995
53) クロスロード9：12-19．国際協力事業団．1998
54) クロスロード10：66-71．国際協力事業団．1998

索引

A

あいまい性　66
acculturation　5

B

ボクナー　7
文化意識　11
文化疲労　8
文化変容　5
文化化　5
文化の構成要素　3
文化の定義　2
文化的同化　5
文化的適応　7
文脈　58
文脈化　59
仏教伝来　64
物質文化　2

C

長期適応　9, 12
cultural adjustment　7
cultural assimilation　5

culture contact|cultural contact, intercultural contact　5
culture fatigue　8

D

dual socialization　19

E

円形脱毛症　20, 34
enculturation　5

F

ファーナム　7
フリードマン　19
不確定実性の回避　63
不定愁訴　24, 42
不適応現象　20, 70

G

ギャンブル　30
外傷性ストレス障害　31
逆カルチャーショック　69
現地食　75

H

ホフステードの文化次元　63
発展途上国　33
非言語的コミュニケーション　60

I

異文化不適応　14
異文化コミュニケーション　53, 55, 64
異文化ストレス　75
異文化接触　5
異文化体験　5, 7, 11
異文化適応能力　70
胃潰瘍　22
稲村理論　49

K

カルチャーショック　7
価値観　57
過敏性腸症候群　24, 40
過換起症候群　23, 38
気管支喘息　25, 41
気候不適応　76
教育　61
黒船の到来　65
謙譲的コミュニケーション　65
権力格差　63

コンテクスト　58
コミュニケーション　53
コミュニケーション能力　67
コミュニケーションスタイル　60
高文脈化　59
行動主義　2
高コンテキスト　58
個人主義／集団主義　63

M

慢性アルコール中毒　47
妄想状態　27

N

二重社会化　19
認知主義　2

O

男らしさ／女らしさ　63

P

PTSD　48

R

旅行者群　6

resocialization　19

S

スキナー（Skinner, B.F）　2
ステレオタイプ　59
ストレス対処法　71
再社会化　19
心因反応　28, 45
心因性咳嗽　45
心因性嘔吐症　27, 44
神経性食思不振症　36
信念　57
心身症　20, 34
心的外傷後ストレス障害　48
主観文化　2
消化性瘍　35
精神分裂症　28
摂食障害　21, 35
先進国　32

T

トリアンディス　2

短期適応　9
低文脈化　59
低コンテキスト　58
適応曲線　19
鉄砲・キリシタンの伝来　65

U

うつ病　29, 46

W

Wカーブ説モデル　19

Y

薬物中毒　30
薬物依存　47

Z

自文化中心主義　56
人格障害　31, 48
蕁麻疹　26, 43

著者紹介

牧野　真理子（医師　心身医学界認定医　医学博士）

1954年　群馬県生まれ。
1976年　横浜市立大学商学部　経済学科卒業。
1980年　東京外国語大学中国語学科卒業。
1986年　北里大学医学部卒業後、東邦大学大森病院心療内科入局。
2005年12月　オーストラリア、メルボルン大学医学部大学院博士課程卒業予定
現職　国際協力機構（JICA）顧問医
　　　牧野クリニック診療部長
　　　大妻女子大学非常勤講師

© 2002

第2版　　　2005年7月1日
第1版発行　2002年1月20日

異文化ストレスと心身医療

（定価はカバーに表示してあります）

検印省略

監　修　　筒　井　末　春
著　者　　牧　野　真理子
発行者　　　服　部　秀　夫
発行所　　株式会社 新興医学出版社
〒113-0033　東京都文京区本郷6丁目26番8号
電話　03（3816）2853　　FAX　03（3816）2895

印刷　株式会社 藤美社　　ISBN4-88002-444-9　　郵便振替　00120-8-191625

・本書およびCD-ROM（Drill）版の複製権・翻訳権・上映権・譲渡権・公衆送信権
　（送信可能化権を含む）は株式会社新興医学出版社が所有します。
・JCLS〈(株)日本著作出版権管理システム委託出版物〉
　本書の無断複写は著作権法上での例外を除き禁じられています。複写される場
　合は，その都度事前に(株)日本著作出版権管理システム（電話03-3817-5670，
　FAX 03-3815-8199）の許諾を得てください。

◆東邦大学名誉教授 筒井末春監修 心身医療シリーズ

がん患者の心身医療
筒井末春(東邦大学名誉教授)・小池眞規子(国立がんセンター東病院臨床心理士)
波多野美佳(東邦大学医学部心療内科)/共著
A5判 148頁 定価(本体 3,500円+税)ISBN4-88002-417-1
*がん患者の心理・社会的側面に目を向け全人的医療に関するコンセプトと実際の診療事例、臨床心理の立場から死後の家族への援助も含めて事例を紹介。

消化器疾患の心身医療
芝山幸久(芝山内科副院長・東邦大学非常勤講師)/著
A5判 156頁 図19 表27 定価(本体 3,500円+税)ISBN4-88002-418-X
*1章 消化器科医を含む内科医に必要な心身医学の基本的トピックス
*2章 消化器心身医学の臨床的課題
*3章 具体的事例

摂食障害の心身医療
中野弘一(東邦大学医学部心療内科教授)
A5判 121頁 図13 表23 定価(本体 2,600円+税)ISBN4-88002-439-2
*摂食障害の数少ない専門家による診療例を中心にまとめた中身の濃い1冊。

登校拒否と心身医療
武居正郎(武蔵野赤十字病院小児科部長)/編集
武居正郎・松本辰美(東海大学精神科)・杉浦ひろみ(公立小学校教諭)
・今泉岳雄(武蔵野赤十字病院心の相談室)/共著
A5判 136頁 図表23 価格(本体 2,900円+税)ISBN4-88002-421-X
*不登校を小児科医、小児精神科医、教師、臨床心理士の立場から具体的症例をまじえて書いた1冊。

老年期の心身医学
大下敦(府中恵仁会病院部長)/著
A5判 126頁 図17 表30 定価(本体 2,900円+税)ISBN4-88002-433-3
*老年期のヘルスケア、ターミナル期の患者への心身医学的アプローチを紹介。

プライマリケアの心身医療
大谷純(大谷医院院長・東邦大学医学部心療内科)/著
A5判 119頁 図12 表33 定価(本体 2,400円+税)ISBN4-88002-445-7
*家庭崩壊や精神的問題につながる慢性疾患や在宅医療などプライマリケア医と心療内科医が同じフィールドで共有すべき課題についてまとめた1冊。疾病論としてうつ病・パニック障害・強迫性障害を取上げた。

異文化ストレスと心身医療
牧野真理子(国際協力事業団 JICA 健康管理センター顧問医)/著
A5判 93頁 図7 表8 定価(本体 1,900円+税)ISBN4-88002-444-9
*国際社会における異文化ストレスによる健康障害が重視されている。
実際の多くの症例の中から心身症に焦点をあて解説。

心身症と心理療法
中島弘子(中島女性心理療法研究室)編著
佐々好子(東邦大学心療内科)・中野博一(人間総合科学大学)・島田凉子(人間総合科学大学)・太田大介(聖路加国際病院)/共著
A5判 133頁 図15 表2 定価(本体 2,800円+税)ISBN4-8802-447-3
*心身症医療の基本から精神分析的精神療法、クライエント中心療法、芸術療法、交流分析、ゲシュタルト療法、集団療法、森田療法などを紹介。多くの症例をまじえ治療の新しい展開に役立つ1冊。

〒113-0033 東京都文京区本郷6-26-8
株式会社 新興医学出版社 Tel 03(3816)2853 Fax 03(3816)2895
HP http://www3.vc-net.ne.jp/~shinkho
E-mail shinkho@vc-net.ne.jp